Exazerbationen bei COPD – Prophylaxe und Management

UNI-MED

UNI-MED Verlag AG
Bremen - London - Boston

Beeh, Kai-Michael:
Exazerbationen bei COPD – Prophylaxe und Management/Kai-Michael Beeh.-
2. Auflage - Bremen: UNI-MED, 2023
(UNI-MED SCIENCE)
ISBN 978-3-8374-1661-9

Printed in Europe

UNI-MED. Die beste Medizin.

In der Reihe UNI-MED SCIENCE werden aktuelle Forschungsergebnisse zur Diagnostik und Therapie wichtiger Erkrankungen "state of the art" dargestellt. Die Publikationen zeichnen sich durch höchste wissenschaftliche Kompetenz und anspruchsvolle Präsentation aus. Die Autoren sind Meinungsbildner auf ihren Fachgebieten.

Der Verlag dankt der Firma GlaxoSmithKline GmbH für die Unterstützung der Produktion dieser Auflage. Der Verlag versichert, dass der Industriepartner keinerlei Einflussnahme auf den Inhalt des Buches, insbesondere auch nicht auf Therapieempfehlungen, nehmen konnte.

Vorwort

Exazerbationen, also akute, episodische Verschlechterungen der COPD, sind der klinisch relevanteste Treiber von Morbidität und Mortalität der Erkrankung. Auch im Jahr 2023 tragen alle Leitlinien dieser Tatsache weiterhin Rechnung, indem sie der Häufigkeit und Schwere von Exazerbationen einen zentralen Stellenwert in der Klassifikation und Risikostratifizierung von COPD-Patienten einräumen. Seit der ersten Auflage dieses Bandes hat sich das Wissen um Ursachen, pathogenetische Mechanismen und Folgen der Exazerbation ebenso stetig entwickelt wie Ansätze einer erfolgreichen Prävention. Erstmalig konnte in zwei großen COPD-Studien eine Reduktion der Mortalität durch die inhalative Pharmakotherapie (Dreifachkombination) dokumentiert werden. Diese Daten haben einen erheblichen Einfluss auf grundsätzliche Managementstrategien dieser weiterhin mit hoher Prävalenz und Krankheitslast einhergehenden Volkskrankheit. Auch die Personalisierung der Behandlung hat bereits in die Konzeption klinischer Studien, und zum Teil auch bereits in die tägliche Praxis Einzug gehalten: ein Paradigmenwechsel hin zu einer risikoadaptierten Behandlungsstrategie ist ebenso erkennbar wie die mögliche Etablierung zielgerichteter Therapien (Biologika) in der näheren Zukunft. Dennoch bleibt die Entwicklung neuer Behandlungsansätze bei COPD herausfordernd, insbesondere vor dem Hintergrund einer progessiven, irreversiblen Endorganschädigung mit zunehmender Krankheitsdauer. Die COPD – und damit auch die COPD-Exazerbation als relevantestes klinisches Ereignis – ist und bleibt eine grundsätzlich präventable Erkrankung. Daher muss eine erfolgreiche Zukunftsstrategie naturgemäß primäre, sekundäre und tertiäre Präventionsansätze der COPD verfolgen. Hierfür ist auch weiterhin ein grundlegendes Wissen über Definition, Ursachen, Pathophysiologie, Folgen der Exazerbation und ihrer leitliniengerechten Behandlung bzw. Vermeidung für jeden klinisch tätigen Arzt unerlässlich. Klar ist auch: die standardisierte Erfassung und Bewertung von Exazerbationen in Praxis und medizinischer Wissenschaft ist weiterhin problembehaftet. Auch hier gibt es z.B. mit dem "*Rome Proposal*" zu Exazerbationen völlig neue Ansätze. Der gemeinsame Anspruch aller Autoren ist der gleiche wie zur Erstauflage: eine Brücke vom Stand gegenwärtigen Wissens zu Neuentwicklungen und Zukunftskonzepten für die Prävention oder Behandlung von COPD-Exazerbationen zu schlagen. Dazu soll diese Monographie auch weiterhin als Informationsquelle für praktisch tätige (Fach-)Ärzte und in klinischer Forschung aktive Wissenschaftler dienen, sei es in ambulanter oder stationärer Versorgung, an Universitäten oder in der Arzneimittelindustrie.

Wiesbaden, im Juni 2023 *Kai-Michael Beeh*

Autoren

Priv.-Doz. Dr. med. Kai-Michael Beeh
insaf – Institut für Atemwegsforschung GmbH
und Privatpraxis für Pneumologie
Biebricher Allee 34
65187 Wiesbaden

Kap. 1., 3., 5., 6.

Dr. med. Jutta Beier
insaf – Institut für Atemwegsforschung GmbH
Biebricher Allee 34
65187 Wiesbaden

Kap. 6.

Prof. Dr. med. Dr. rer. medic. Adrian Gillissen
Medizinische Klinik III
Kreiskliniken Reutlingen
Steinenbergstraße 31
72764 Reutlingen

Kap. 2., 4.

Prof. Dr. med. Claus Franz Vogelmeier
Klinik für Pneumologie
Universitätsklinikum Marburg
Baldingerstraße
35043 Marburg

Kap. 4.

Inhaltsverzeichnis

Definition der COPD-Exazerbation

1. Definition der COPD-Exazerbation

Die Vermeidung bzw. Reduktion der Häufigkeit akuter Exazerbationen der COPD gilt gegenwärtig neben der Verbesserung von Lungenfunktion, Symptomatik, Lebensqualität und Belastungskapazität als wichtigstes Behandlungsziel in der Langzeittherapie. Exazerbationen haben weitreichende Konsequenzen für Langzeitprognose, Gesundheitsstatus, Morbidität und Mortalität und tragen so erheblich zum individuellen Risikoprofil und Krankheitsverlauf von COPD-Patienten bei. Die neueren Aktualisierungen der Leitlinie der *Global Initiative for chronic Obstructive Lung Disease* (GOLD) (1) tragen dieser Tatsache dahingehend Rechnung, indem die Exazerbationshäufigkeit eines Patienten für eine multidimensionale Kategorisierung bzw. Klassifizierung herangezogen wird (Kategorie E, oligo- oder polysymptomatische Patienten mit moderaten oder schweren Exazerbationen in der Anamnese, ☞ Abb. 1.1). Nach Definition der Nationalen Versorgungsleitlinie (NVL), die sich eng an der Strategie der "*Global initiative for chronic Obstructive Lung Disease*" (GOLD) orientiert, bezeichnet eine COPD-Exazerbation "*eine akute, über mindestens 2 Tage anhaltende Verschlechterung der respiratorischen Symptome mit der Notwendigkeit einer Intensivierung der COPD-Therapie. Der Exazerbation liegen eine entzündlich bedingte vermehrte Bronchokonstriktion und/oder Schleimproduktion mit Überblähung zugrunde. Klinisch kann sich diese durch eine Zunahme der Dyspnoe, des Hustens, des Sputumvolumens und/oder der Sputumpurulenz darstellen.*" (2)

Der Schweregad einer Exazerbation wird in den Kategorien "leicht", "moderat" oder "schwer" klassifiziert (☞ Kap. 1.2.). Exazerbationen der COPD können durch eine Vielzahl von Auslösern hervorgerufen werden und sollten differentialdiagnostisch von anderen, nicht COPD-bedingten Ursachen akuter respiratorischer Symptomatiken (Lungenembolie, Herzinsuffizienz etc.) abgegrenzt werden (☞ Abb. 1.2). Diese Differenzierung kann sich im Einzelfall als schwierig darstellen, da die Diagnose einer COPD-Exazerbation allein anhand klinischer Kriterien gestellt wird (3) und eine verlässliche Diagnostik mittels z.B. Laborparametern (analog zum kardialen Troponin-Test für die Diagnose der Myokardischämie) bislang nicht existiert.

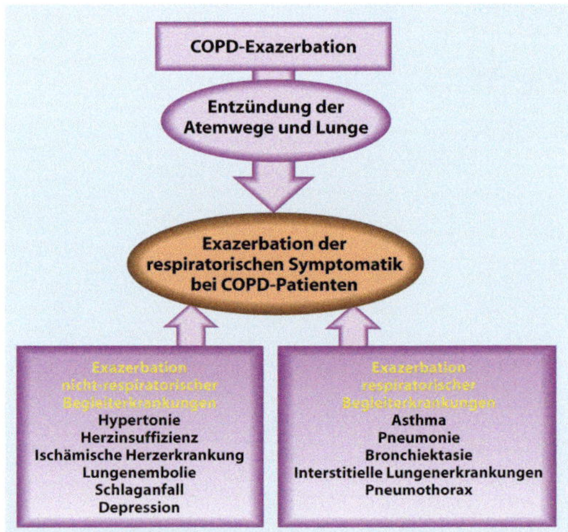

Abb. 1.2: Differentialdiagnose der COPD-Exazerbation. Eine Zunahme der klinischen respiratorischen Symptomatik von COPD-Patienten kann sowohl durch eine COPD-Exazerbation als auch akute Verschlechterungen respiratorischer und nicht-respiratorischer Begleiterkrankungen ausgelöst werden (mod. n. (3)).

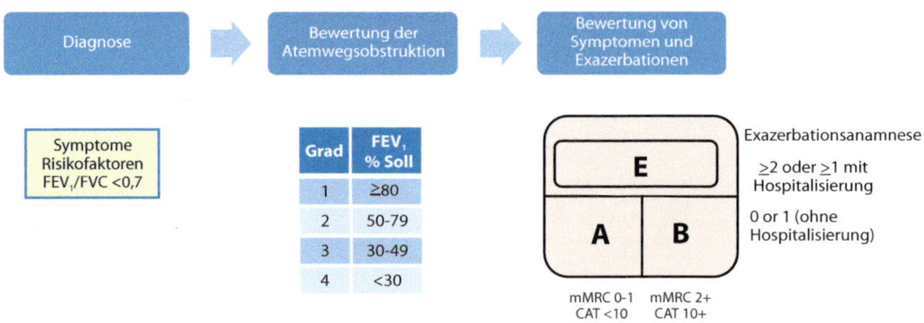

Abb. 1.1: Kombinierte Klassifizierung der COPD (Kategorien A-E) nach GOLD 2023; mMRC: *modified Medical Research Council* Dyspnoe-Skala; CAT: *COPD Assessment Test.*

Die Behandlung der COPD-Exazerbation zielt in erster Linie auf eine Verminderung der akuten Symptomatik und deren Auswirkungen bzw. das Wiedererreichen des klinischen Status Quo vor der Episode ab, darüber hinaus gilt die Verhinderung weiterer zukünftiger Ereignisse und des damit einhergehenden gesteigerten Mortalitätsrisikos als vorrangiges Behandlungsziel.

Die von nationalen und internationalen Leitlinien veröffentlichten Definitionen der COPD-Exazerbation kranken trotz ihres praktischen Nutzens daran, dass die Definition nicht in prospektiven klinischen Studien validiert worden ist. Eine allgemein gültige, einheitliche Definition der COPD-Exazerbation existiert daher auch gegenwärtig nicht. Das Fehlen eines derartigen, allgemeingültigen "Goldstandards" erschwert darüber hinaus die Entwicklung neuer, zuverlässiger und objektiver diagnostischer Hilfsmittel zum Nachweis akuter Exazerbationen. Die Verwendung zum Teil uneinheitlicher Definitionen der COPD-Exazerbation kompliziert zudem eine genaue deskriptive Analyse der Häufigkeit solcher Ereignisse in der Patientenpopulation bzw. in speziellen Untergruppen ("Risikogruppen"). Die Ereignisrate hängt ferner von Zeitpunkt (retrospektiv versus prospektiv) und Art (Tagebücher, elektronische Hilfsmittel, Fragebögen etc.) der Dokumentation, örtlichen bzw. länderspezifischen Gegebenheiten und dem Ausmaß einer etwaigen Begleittherapie ab. Neben einer beobachteten generellen Abnahme der Exazerbationshäufigkeit in Vergleich zu historischen Daten oder Studien älteren Datums erklärt sich so in erster Linie auch die beträchtliche Variabilität der Exazerbationsraten in unterschiedlichen Studienkollektiven (☞ Abb. 1.3) und -regionen (☞ Tab. 1.1). Exazerbationen sind in der COPD-Population ungleichmäßig verteilt. Zahlreiche Untersuchungen weisen auf eine Untergruppe von Patienten hin, die häufig (≥ Exazerbationen jährlich) und wiederkehrend exazerbieren (sog. "*frequent exacerbator*" in Abgrenzung von "*infrequent exacerbators*") (4). Dieser Exazerbations-"Phänotyp" weist jedoch in prospektiven Kohortenstudien über 3 Jahre eine Stabilität von nur etwa 56-60 % auf, d.h. ein Großteil der Patienten kann im Verlauf seinen "Exazerbationsstatus" verändern.

Land	Moderate + schwere Exazerbationen/Jahr	Schwere Exazerbationen/ Jahr	Verhältnis schwere zu Gesamt-Exazerbationen	Geographische Region
Großbritannien	1,51	0,20	0,13	Westeuropa
Spanien	1,07	0,23	0,21	Westeuropa
Kanada	1,09	0,11	0,10	Nordamerika
Australien	1,09	0,21	0,20	Südhemisphäre
Republik Südafrika	0,78	0,10	0,12	Südhemisphäre
USA	0,79	0,13	0,16	Nordamerika
Chile	1,05	0,17	0,17	Südamerika
Österreich	0,85	0,18	0,21	Zentraleuropa
Thailand	0,69	0,35	0,51	Asien
Argentinien	0,61	0,06	0,10	Südamerika
Phillipinen	0,67	0,13	0,20	Asien
Tschechien	0,44	0,05	0,12	Zentraleuropa
Deutschland	0,60	0,08	0,13	Zentraleuropa
China	0,60	0,16	0,26	Asien
Polen	0,36	0,06	0,16	Osteuropa
Rumänien	0,34	0,12	0,35	Osteuropa
Russland	0,23	0,09	0,39	Osteuropa
Ukraine	0,19	0,04	0,21	Osteuropa

Tab. 1.1: Regionale Variation von Exazerbationsraten in klinischen Studien (nach (16)).

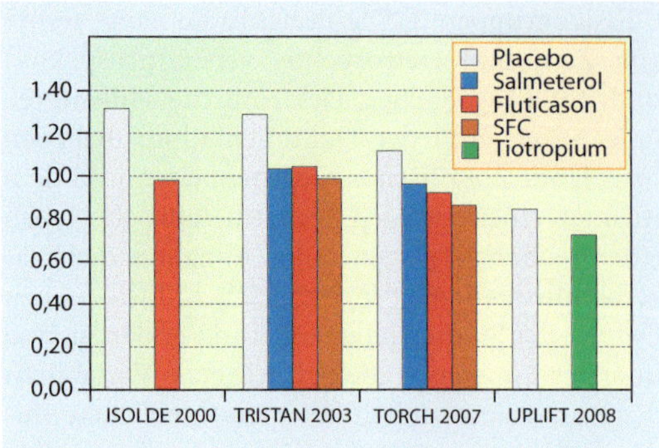

Abb. 1.3: Exazerbationsraten in klinischen Studien variieren trotz vergleichbarer Patientenpopulationen zum Teil beträchtlich (Originaldaten aus (5-8)).

Auch der Begriff der "Exazerbation" selber ist nicht unumstritten. In Umfragen konnte gezeigt werden, dass ein Großteil betroffener Patienten weltweit den Begriff entweder noch nie gehört hatte oder nicht zutreffend erklären konnte (9). Angesichts der Schwierigkeiten, eine einheitliche Definition der Exazerbation zu etablieren, ist es daher nicht überraschend, dass auch viele behandelnde Ärzte Probleme mit dem Begriff haben. Ob es gelingt, einen übernational geeigneten, zutreffenden und besser kommunizierbaren Begriff zu finden (analog zu "Schlaganfall" oder "Herzinfarkt"), ist zurzeit jedoch fraglich. Kürzlich wurde von einer internationalen Expertengruppe der Begriff "*lung attack*" vorgeschlagen (17); eine deutsche Entsprechung existiert hierfür jedoch nicht.

1.1. Symtombasierte versus ereignisbasierte Definition akuter Exazerbationen

Die von GOLD erarbeitete Definition der COPD-Exazerbation basiert sowohl auf einer veränderten Symptomatik als auch der Notwendigkeit einer medizinischen Intervention, vermittelt so zwischen den traditionellen Definitionen, die häufig in klinischen Untersuchungen Verwendung finden. Dabei haben sowohl eine symptomorientierte als auch eine rein ereignis- bzw. interventionsorientierte Definition Vorteile und Schwächen. Die älteste, am häufigsten zitierte, symptomorientierte Definition der akuten COPD-Exazerbation stammt von Anthonisen et al. (10). Demnach handelt es sich bei der COPD-Exazerbation um Zunahme oder Neuauftreten mindestens eines der drei folgenden Symptome bei einem COPD-Patienten:

- Dyspnoe
- Sputummenge
- Sputumpurulenz

Anthonisen unterscheidet anhand der individuellen Ausprägung drei Exazerbationstypen (nicht Schweregrade!):

- Typ 1 – alle drei o.g. Symptome haben zugenommen oder sind neu aufgetreten
- Typ 2 – zwei der drei o.g. Symptome haben zugenommen oder sind neu aufgetreten
- Typ 3 – lediglich eins der o.g. Symptome hat zugenommen oder ist neu aufgetreten, zusätzlich liegt mindestens ein sog. "*Minor*-Kriterium" vor (Infekt der oberen Atemwege in den letzten 5 Tagen, Fieber ohne andere Ursache, Zunahme in Atemgeräuschen oder Husten, Zunahme der Herz- oder Atemfrequenz um mind. 20 %)

Die Anthonisen-Kriterien wurden jedoch speziell für die Verwendung in klinischen Interventionsstudien mit Antibiotika bei COPD-Exazerbation entwickelt und nicht prospektiv validiert. Insbesondere die tatsächliche Bedeutung der "*Minor*-Kriterien" ist unklar und nicht belegt.

Auf Basis der Anthonisen-Kriterien existieren zahlreiche Modifikationen symptombasierter Exazerbationsdefinitionen (11). Ihnen gemeinsam ist, dass sie die Intervention in aller Regel definieren als (mehr oder weniger anhaltende) Zunahme respiratorischer Symptome, die über die normale tägliche Variabilität hinausgeht und (üblicherweise) zu einer Inanspruchnahme medizinischer Hilfe führt oder eine Anpassung der Medikation erforderlich macht. Die Erwähnung eines qualifizierenden zeitlichen Limits für die Dauer solcher Symptomzunahmen (z.B. "über mindestens drei Tage") ist umstritten, da solche Zeitrahmen nicht validiert sind und zudem eine mögliche Verzögerung einer notwendigen Therapie der akuten Exazerbation Nachteile für den Patienten haben kann. Symptombasierte Definitionen der COPD haben den Vorteil, dass sie die klinische Symptomatik als zentrales diagnostisches Kriterium in den Mittelpunkt stellen. Jedoch unterliegen die Symptomwahrnehmung und insbesondere die Wahrnehmung von Symptomschwankungen bei COPD-Patienten einer erheblichen subjektiven Variabilität. Gleichzeitig existieren für die klinischen Leitsymptome keine objektiven Bewertungskriterien oder -skalen, die es z.B. dem Arzt ermöglichen, auf Basis solcher Skalierungen objektiv zu entscheiden, ob Kriterien für eine Exazerbation vorliegen. Die Entscheidung, ob eine relevante Symptomverschlechterung vorliegt, bleibt daher in jedem Falle eine subjektive (Arzt oder Patient). Zumindest in klinischen Studien können Patiententagebücher eine gewisse Objektivierung leisten. Auch hier kranken die meisten der verwendeten Symptomtagebücher und -skalierungen jedoch einerseits an einer fehlenden Validierung, andererseits am fehlenden Nachweis einer ausreichenden Sensitivität hinsichtlich der Erfassung von Exazerbationen aufgrund des mangelnden "Goldstandards". Interessanterweise ist die Exazerbationsrate in Studien mit Verwendung von Symptomtagebüchern höher als in Studien mit interventions- bzw. ereignisbasierter Exazerbationsdefinition. Dies liegt daran, dass einige der symptombasierten, "objektiv" durch Tagebücher erfassten Exazerbationen von Patienten nicht berichtet oder subjektiv als relevant eingestuft werden und somit kein Arztkontakt mit möglicher Intervention stattfindet (12). Darüberhinaus scheinen manche Patienten eine unberichtete Selbstbehandlung insbesondere leichterer Episoden vorzunehmen, die durch die interventionsbasierte Definition ebenfalls nicht erfasst wird. Nicht vollständig geklärt ist bisher allerdings, ob derartige, unberichtete Exazerbationen für Patienten klinisch relevant sind.

Um die mit der symptombasierten Definition der Exazerbation behafteten Probleme zu umgehen, werden in klinischen Studien häufig interventions- bzw. ereignisbasierte Definitionen kombiniert verwendet. Eine Exazerbation liegt demnach vor, wenn eine Verschlechterung des klinischen Zustands eine Änderung der Therapie (systemische Kortikosteroide und/oder Antibiotika) oder einen Notfallbesuch bzw. eine stationäre Einweisung erforderlich macht. Hier wird die Exazerbation gleichsam aus ihrem Resultat heraus definiert, weshalb manche Autoren dies als "indirekte" Definition kritisieren. Wenngleich durch Verwendung dieser Definition nachweislich weniger Exazerbationsepisoden in klinischen Studien erfasst werden, so besteht doch Konsens darüber, dass mit dieser Definition auch ohne differenzierte Betrachtung von Symptomschwere und -zunahme mehrheitlich solche Ereignisse erfasst werden, die für den Patienten klinisch relevant sind. Andererseits haftet der ereignisbasierten Definition eine inhärente Abhängigkeit von nicht unmittelbar krankheitsbezogenen Faktoren an, wie z.B. dem individuellen Zugang zu medizinischer Versorgung, lokaler Organisation der Krankenversorgung, Verschreibungs-, Behandlungs- oder Zuweisungsverhalten des verantwortlichen Arztes etc.

1.2. Schweregradeinteilung akuter Exazerbationen

Eine in der GOLD-Leitlinie und in vielen klinischen Studien verwendete Schweregradeinteilung akuter Exazerbationen der COPD unterscheidet leichte, moderate und schwere Exazerbationen (13). Während leichte Exazerbationen durch eine vorübergehende Verschlechterung definierter respiratorischer Symptome gekennzeichnet sind, definiert sich die moderate Exazerbation durch die Notwendigkeit einer Therapie mit systemischen Kortikosteroiden und/oder Antibiotika. Als schwere Exazerbationen gelten schließlich solche, die eine Hospitalisierung oder Inanspruchnahme einer Notaufnahme erforderlich machen.

Da sich die Abgrenzung "leichter" Exazerbationen von alltäglichen Symptomschwankungen häufig als schwierig erweist, ist die klinische Relevanz leichter Exazerbationen umstritten. Dagegen gelten moderate und schwere Exazerbationen aufgrund der unmittelbaren Auswirkungen auf den Krankheitsverlauf aufgrund medizinischer Intervention bzw. Hospitalisierung als "härtere" klinische Endpunkte der COPD, wenngleich beide Definitionen ihrerseits wiederum nicht ohne Schwächen sind (s.o.). Zusätzliche klinische Kriterien, die für die Einschätzung insbesondere der schweren, hospitalisierungsbedürftigen COPD-Exazerbation hilfreich sein können, werden in nationalen und internationalen Leitlinien genannt, sind jedoch nicht mittels klinischer Untersuchungen validiert (☞ Tab. 1.2). Als Besonderheit der NVL gegenüber GOLD wird hier noch eine vierte Kategorie genannt, die "sehr schwere Exazerbation". Diese erfordert eine intensivierte Behandlung auf einer Intensivstation oder "*Intermediate Care Unit*" (2).

Stationäre Behandlung	Aufnahme auf die Intensivstation
• schwere Atemnot • schlechter Allgemeinzustand • rasche Progression der Symptomatik • Bewusstseinstrübung • Auftreten/Zunahme von Ödemen und/oder einer zentralen Zyanose • fehlendes Ansprechen auf die initiale Therapie • unklare Diagnose • neu aufgetretene Arrhythmien • bedeutsame Komorbidität • höheres Lebensalter • unzureichende häusliche Betreuung	• schwere Atemnot mit fehlendem Ansprechen auf die initiale Notfalltherapie • komatöser Zustand • persistierende arterielle Hypoxämie ($PaCO_2$ <50 mmHg) trotz Sauerstoffgabe und/oder schwere oder progrediente Hyperkapnie ($PaCO_2$ >70 mmHg) und/oder schwere/zunehmende respiratorische Azidose (pH <7,30) trotz nichtinvasiver Beatmung mit positivem Druck (NIPPV)

Tab. 1.2: Kriterien zur stationären und intensivmedizinischen Therapie der COPD-Exazerbation (nach (2)).

1.3. Standardisierung und Erfassung innerhalb und außerhalb klinischer Studien: EXACT-PRO, CERT und MEP

Die Unterschiede in der in Studien verwendeten Definitionen der COPD-Exazerbation erschweren Interpretation und Vergleich der Ergebnisse therapeutischer Interventionen auf Exazerbationshäufigkeit und -schwere. Aus den oben dargelegten Gründen erschließt sich, dass die jeweilig verwendete Definition nicht nur die erwartete oder beobachtete Häufigkeit des Auftretens derartiger Ereignisse (und somit zum Beispiel die Fallzahlplanung) bestimmt, sondern auch die Wahrscheinlichkeit des Nachweises eines therapeutischen Effektes einer Intervention bzw. die Effektgröße signifikant beeinflusst werden kann (14). Es ist daher unumgänglich, Daten zum präventiven und/oder therapeutischen Nutzen einer Intervention auf Exazerbationen in direktem Kontext mit der im Studienprotokoll verwendeten Definition zu betrachten. Diese sollte von den Autoren detailliert dargestellt und Ihre Verwendung im jeweiligen Prüfplan gerechtfertigt werden. Da Exazerbationen zunehmend auch zur Nutzenbewertung von COPD-Therapien durch Zulassungsbehörden bzw. im Rahmen des "*Health Technology Assessments*" (vgl. AMNOG) herangezogen werden, stellt sich die dringende Frage nach einem standardisierten, validen Instrument zur Quantifizierung der Häufigkeit, Schwere und Dauer von COPD-Exazerbationen im Rahmen von klinischen Studien. Als Resultat einer Zusammenarbeit von akademischen, klinischen, wissenschaftlichen und behördlichen Vertretern wurde kürzlich die EXACT-PRO-Initiative vorgestellt (*EXAcerbation of Chronic Pulmonary Disease Tool, a Patient-Reported Outcome*). Der EXACT-Fragebogen dokumentiert und bewertet anhand eines 14-Item Fragebogens auf einem elektronischen Gerät (PDA) Symptomausprägung und -verlauf von COPD-Patienten (Luftnot, Husten und Auswurf, Brustsymptome, Schwierigkeit abzuhusten, Müdigkeit oder Schwächegefühl, Angst oder Beunruhigung über die Erkrankung). Erste Studienergebnisse belegen die interne Konsistenz, Reproduzierbarkeit und Validität des Fragebogens im Hinblick auf die Erfassung von Exzaerbationen (15). Darüber hinaus wies der Fragebogen eine gute Empfindlichkeit für Symptomänderungen während des Verlaufs einer Exazerbation bzw. in der Erholungsphase auf (☞ Abb. 1.4). Aktuell wird der EXACT-Fragebogen von der US-amerikanischen Zulassungsbehörde (FDA) als validiertes (jedoch nicht alleiniges) Messinstrument zur Quantifizierung von COPD-Exazerbationen im Rahmen von Phase-II-Studien akzeptiert. Eine Zulassung bzw. "*label claim*" auf Basis von EXACT-PRO-Daten wurde bisher jedoch nicht erteilt (18).

In der klinischen Praxis ist es einerseits wichtig, dass Betroffene mit COPD rechtzeitig bei einer Exazerbation ärztliche Hilfe in Anspruch nehmen, gleichzeitig sollten andererseits stattgehabte Exazerbationen aufgrund ihrer prognostischen Relevanz in jedem Fall dokumentiert werden. Auch hier können strukturierte Fragebögen unterstützend wirken. Das "*COPD Exacerbation Recognition Tool*" (CERT) gibt Patienten eine einfache Hilfestellung, ambulante Exazerbationen zu erkennen und ggf. medizinische Dienste in Anspruch zu nehmen (20). Der Test fragt 5 Kernsymptome einer Exazerbation ab, wobei die Präsenz bzw. Verschlechterung von mindesten 2 Symptomen mit guter Sensitivität und Spezifität auf eine Exazerbation hinweist.

Die Dokumentation stattgehabter Exazerbationen kann in der Praxis z.B. mit dem "MEP" (*Monitoring of Exacerbation Probability*)-Fragebogen, der von COPD-Patienten beim Praxisbesuch ausgefüllt wird, verbessert werden (19). Der MEP-Bogen erfragt leichtverständlich Änderungen des klinischen Zustands und/oder Intensivierungen der COPD-Therapie, sowie außerplanmäßige Arztbesuche seit der letzten Konsultation. Dies soll sicherstellen, dass Exazerbationen nicht unbemerkt bleiben und ggf. reaktiv eine Intensivierung der Dauertherapie eingeleitet werden kann. Der Fragebogen wurde bereits prospektiv validiert, unterliegt jedoch als retrospektiv ausgefüllter Fragebogen den üblichen Limitationen wie z.B. einem "*recall bias*".

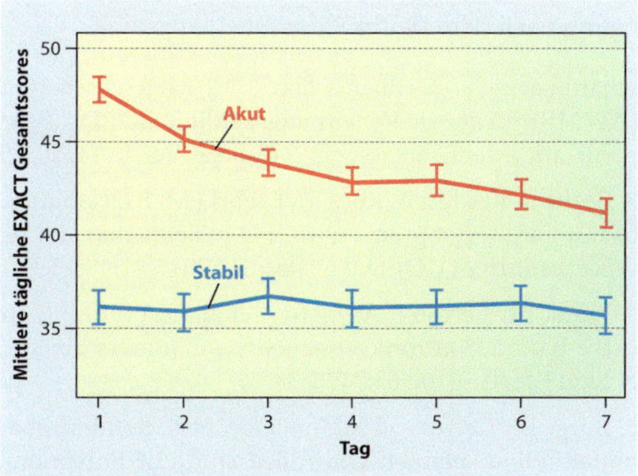

Abb. 1.4: EXACT-Gesamtscore im Verlauf über 7 Tage während stabiler und exazerbierter COPD (mod. n. (15)).

Als symptombasierter Fragebogen stellt sich jedoch auch für dieses Instrument die Frage nach der Validität gemessen am "Goldstandard" und der klinischen Relevanz von Episoden, die keine Intervention nach sich ziehen.

1.4. Neue Entwicklungen: das "*Rome Proposal*"

Die gebräuchliche Definition und Schweregradeinteilung der akuten COPD-Exazerbation weist erhebliche Schwächen auf, die ihre praktische Anwendbarkeit deutlich limitieren. 2021 formulierten daher international anerkannte COPD-Experten das sog. "*Rome Proposal*" für eine erweiterte und verbesserte Definition der COPD-Exazerbation (21). Die Autoren störten sich insbesondere daran, dass die herkömmliche Klassifizierung

- ausschließlich auf der subjektiven Wahrnehmung respiratorischer Symptome basiert, die zudem wenig spezifisch sind
- keinen Versuch unternimmt, subjektive Symptome mit objektiv messbaren pathophysiologischen Parametern in Beziehung zu setzen
- keinen Zeitrahmen vorschlägt, in dem sich die akute Exazerbation (möglicherweise in Abgrenzung zu relevanten Differentialdiagnosen) klinisch entwickelt, und
- eine Schweregradeinteilung der Exazerbation lediglich *post hoc* (nach jeweils stattgehabter Intervention) erfolgt

Das "*Rome Proposal*" erweitert daher die Definition der Exazerbation um objektive Messgrößen und schlägt einen zeitlichen Rahmen vor. Demnach ist eine COPD-Exazerbation "*ein Ereignis, das durch Dyspnoe und/oder Husten und Auswurf charakterisiert ist. Die Symptome zeigen eine Verschlechterung über einen Zeitraum von bis zu 14 Tagen und können mit Tachypnoe und/oder Tachykardie einhergehen. Die Exazerbation geht häufig mit einer Zunahme lokaler oder systemischer Entzündung einher, die durch Atemwegsinfektionen, Luftverschmutzung oder andere Atemwegsnoxen ausgelöst wird." (Übersetzung des Autors aus dem Englischen).*

Das "*Proposal*" betont zudem den Stellenwert anderer objektiver Biomarker zur Erhärtung der Diagnose und Festlegung des Schweregrades einer Exazerbation wie z.B. Sauerstoffsättigung, C-reaktives Protein und Blutgasanalysen. Ein auf diesen Überlegungen basierender diagnostischer Algorithmus ist in Abb. 1.5 dargestellt.

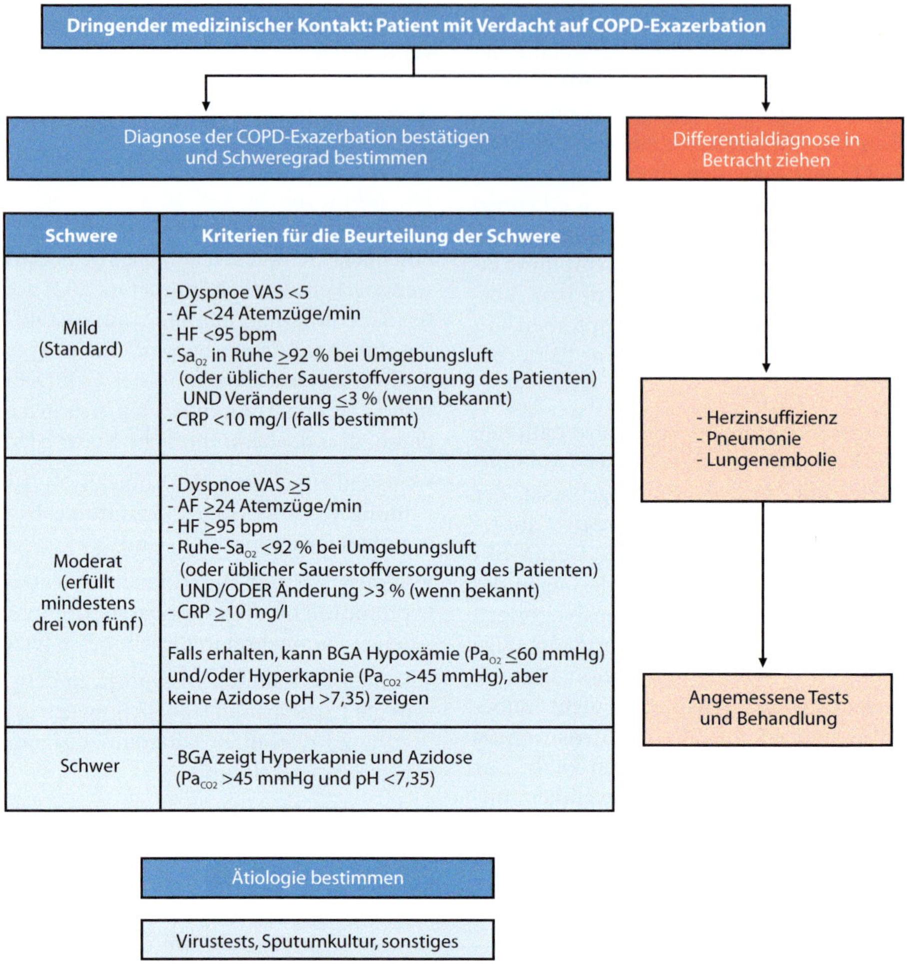

Abb. 1.5: Vorgehen bei Verdacht auf akute COPD-Exazerbation nach dem *"Rome Proposal"*.

Nach Aussage der Autoren soll das "*Proposal*" einen Ausgangspunkt für zukünftige Entwicklungen markieren, um eine objektivere Diagnose von Exazerbationen zu ermöglichen. Die vorgeschlagenen Kriterien und Biomarker sind evidenzbasiert, jedoch bislang nicht auf ihren prospektiven Nutzen hin validiert worden. Es bleibt abzuwarten, inwiefern die Vorschläge des "*Proposal*" einen breiteren Eingang in die klinische Routine finden werden.

1.5. Literatur

1. Anonymus. GOLD: Global strategy for the diagnosis, management, and prevention of chronic obstructive pulmonary disease: 2023 update. wwwgoldcopd.org 2023.

2. Bundesärztekammer (BÄK), Kassenärztliche Bundesvereinigung (KBV), Arbeitsgemeinschaft der Wissenschaftlichen Medizinischen Fachgesellschaften (AWMF). Nationale VersorgungsLeitlinie COPD – Teilpublikation der Langfassung, 2. Auflage. Version 1. 2021.

3. Beghe B, Verduri A, Roca M, Fabbri LM. Exacerbation of respiratory symptoms in COPD patients may not be exacerbations of COPD. Eur Respir J 2013;41:993-5.

4. Hurst JR, Vestbo J, Anzueto A et al. Susceptibility to exacerbation in chronic obstructive pulmonary disease. N Engl J Med 2010;363:1128-38.

5. Burge PS, Calverley PM, Jones PW et al. Randomised, double blind, placebo controlled study of fluticasone propionate in patients with moderate to severe chronic obstructive pulmonary disease: the ISOLDE trial. BMJ 2000;320:1297-303.

6. Calverley PMA, Anderson JA, Celli BR et al. Salmeterol and fluticasone propionate and survival in chronic obstructive pulmonary disease. N Engl J Med 2007;356: 775-89.

7. Calverley PMA, Pauwels R, Vestbo J et al. Combined salmeterol and fluticasone in the treatment of chronic obstructive pulmonary disease: a randomised controlled trial. Lancet 2003;361:449-56.

8. Tashkin DP, Celli BR, Senn S et al. A 4-year trial of tiotropium in chronic obstructive pulmonary disease. N Engl J Med 2008;359:1543-53.

9. Kessler R, Stahl E, Vogelmeier C et al. Patient understanding, detection, and experience of COPD exacerbations: An observational, interview-based study. Chest 2006;130:133-42.

10. Anthonisen NR, Manfreda J, Warren CPW et al. Antibiotic therapy in exacerbations of chronic obstructive pulmonary disease. Ann Intern Med 1987;106:196-204.

11. Burge S, Wedzicha JA. COPD exacerbations: definitions and classifications. Eur Respir J 2003;21:46s-53s.

12. Langsetmo L, Platt RW, Ernst P, Bourbeau J. Underreporting exacerbation of chronic obstructive pulmonary disease in a longitudinal cohort. Am J Respir Crit Care Med 2008;177:396-401.

13. Cazzola M, MacNee W, Martinez FJ et al. Outcomes for COPD pharmacological trials: from lung function to biomarkers. Eur Respir J 2008;31:416-68.

14. Effing TW, Kerstjens HAM, Monninkhof EM et al. Definitions of exacerbations: Does it really matter in clinical trials on COPD ? Chest 2009;136:918-23.

15. Leidy NK, Wilcox TK, Jones PW et al. Standardizing measurement of chronic obstructive pulmonary disease exacerbations. Am J Respir Crit Care Med 2011;183:323-9.

16. Calverley PMA, Martinez FJ, Vestbo J et al. International differences in the frequency of chronic obstructive pulmonary disease exacerbations reported in three clinical trials. Am J Respir Crit Care Med 2022;206(1):25-33.

17. Bafadhel M, Criner G, Dransfield MT et al. Exacerbations of chronic obstructive pulmonary disease: time to rename Lancet Respir Med 2020;8:133-35.

18. https://www.fda.gov/regulatory-information/search-fda-guidance-documents/evaluating-respiratory-symptoms-chronic-obstructive-pulmonary-disease-patient-reported-outcome (letzter Zugriff 17.3.2023).

19. Hering T, Krinner A, Bulenda D. [Validation study of MEP questionnaire for simplified detection of exacerbation of chronic obstructive pulmonary disease]. Pneumologie 2022;76(10):671-678.

20. Jones PW, Wang C, Chen P et al.The development of a COPD Exacerbation Recognition Tool (CERT) to help patients recognize when to seek medical advice. Int J Chron Obstruct Pulmon Dis 2022;17:213-222.

21. Celli BR, Fabbri LM, Aaron SD et al. An updated definition and severity classification of chronic obstructive pulmonary disease exacerbations: The Rome Proposal. Am J Respir Crit Care Med 2021;204(11):1251-1258.

Ätiologie und Pathophysiologie der Exazerbation

2. Ätiologie und Pathophysiologie der Exazerbation

Die COPD-Exazerbation ist eine akute Verschlechterung, die in jedem Erkrankungsstadium vorkommt, aber mit zunehmender Erkrankungsschwere wahrscheinlicher wird. Das höchste Exazerbationsrisiko besitzen diejenigen Patienten mit vielen Symptomen, einer schlechten Lungenfunktion und einer Historie gehäufter Exazerbationen (1-3). Die Exazerbationsrate in der ECLIPSE (*Evaluation of COPD Longitudinally to Indentify Predictive Surrogate Endpoints*)-Studie war von dem COPD-Schweregrad abhängig und betrug bei den Patienten im Schweregrad 2 nach GOLD (*Global initative for chronic Obstructive Lung Disease*) 0,85/Person/Jahr, im Schweregrad 3 1,35/Person/Jahr und im Schweregrad 4 2,0/Person/Jahr. In diesem Kollektiv wiesen 22 % aller COPD-Patienten im Schweregrad 2, 33 % im Schweregrad 3 und 47 % im Schweregrad 4 mehr als 2 Exazerbationen im ersten Jahr nach der ersten Exazerbation auf (☞ Abb. 2.1) (4).

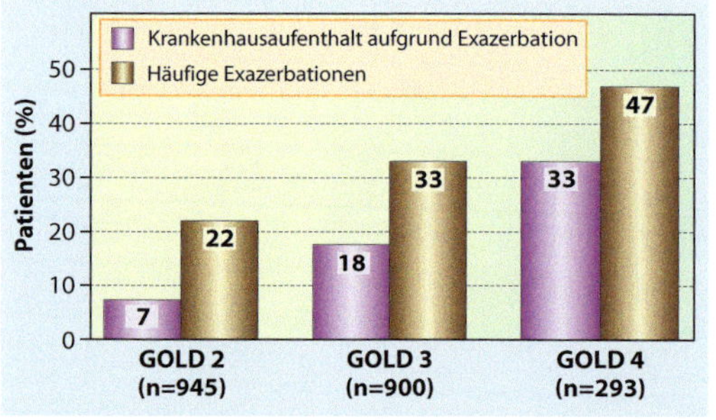

Abb. 2.1: Beziehung des COPD-Erkrankungsstadiums zur Häufigkeit und Schwere der COPD-Exazerbation innerhalb des ersten Beobachtungsjahres nach Rekrutierung in die ECLIPSE-Studie (mod. n. (4)).

Donaldson et al. untersuchten mittel- bis schwergradig kranke COPD-Patienten (FEV_1 38 % vom Sollwert) und fanden eine mittlere Exazerbationsrate von knapp 3 Exazerbationen/ Jahr. Die mit einer Rate von über 2,92/Person/Jahr wurden als häufige und die darunter als seltene Exazerbierer klassifiziert. Die häufig exazerbierenden Patienten mussten öfter im Krankenhaus behandelt werden (43 % vs. 11 % der selten exazerbierenden), der jährliche FEV_1-Verlust (40,1 vs. 32,1 ml/Jahr, $p<0,05$) lag ebenso wie die Häufigkeit der beklagten Luftnot höher, die physische Leistungsfähigkeit und der von den Patienten angegebenen Gesundheitsstatus war wegen der krankheitsbedingten Mobilitätseinschränkung erniedrigt (5).

2.1. Ursachen

COPD-Exazerbationen folgen keinem einheitlichem Muster wie z.B. einem Herzinfarkt, sondern sind heterogene Ereignisse, die durch eine komplexe Interaktion zwischen dem Patienten (Wirt), einer Atemwegsinfektion (Viren, Bakterien) oder einer Inhalation von Umweltgiften (Partikel, Gase) verursacht wird. Diese bedingen eine bronchiale Entzündung, die zu den exazerbationstypischen Symptomen, wie vermehrter Husten, Auswurf und Atemnot führt und sich in den meisten Fällen prognoseverschlechternd auswirkt (☞Abb. 2.2).

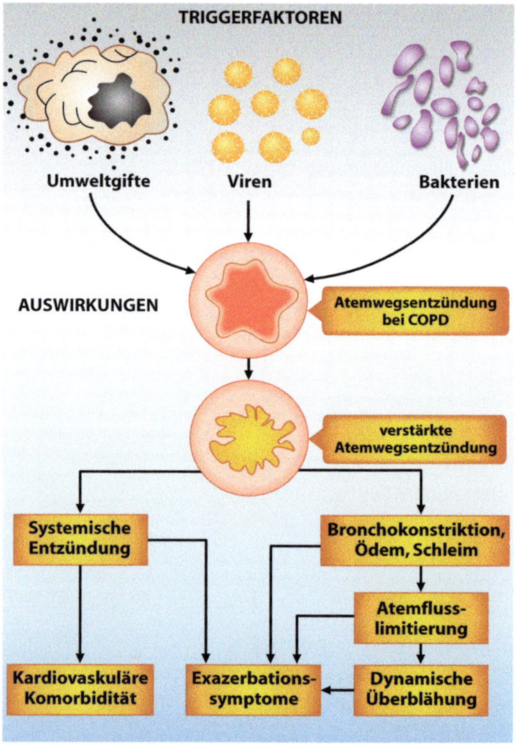

Abb. 2.2: Auslöser einer COPD-Exazerbation und die damit assoziierten bronchialen und pathophysiologischen Veränderungen (mod. n. (2)).

2.1.1. Infektiöse Genese

Die häufigsten eine Exazerbation auslösenden Viren sind die Rhino-, Adenoviren, das Coronavirus und das Respiratory Syncytial Virus (RSV), Influenza sowie Parainfluenza. Bzgl. der bakteriellen Auslöser wurde am häufigsten die auch bei der ambulant erworbenen Pneumonie bekannten Keime isoliert: *Streptococcus pneumoniae*, *Haemophilus influencae*, *Moraxella catarrhalis* und *Pseudomonas aeruginosa* (2).

Exazerbationen durch **Viren** treten häufiger in den Winter- als in den Sommermonaten auf. Studien weisen darauf hin, dass Viren häufiger zu schweren Exazerbationen führen als solche, die andere Auslöser haben (6, 7). Der Virennachweis im Sputum oder in der broncho-alveolären Lavage ist allerdings schwierig (2). Molekulare Analysen legen nahe, dass ca. 20-50 % aller Exazerbationen durch Atemwegsviren hervorgerufen werden. Wahrscheinlich handelt es sich dabei aber wegen der methodischen Unsicherheiten um eine eher konservative Einschätzung und die tatsächliche Inzidenz viraler Atemwegsinfekte wird sicherlich höher als niedriger liegen (7-9). Am häufigsten wurden in Studien Rhinoviren nachgewiesen. Im Epidemiefall verschiebt sich allerdings die Häufigkeitsverteilung zu Gunsten der Influenzainfektion, wobei die Influenzaimpfung zu einer Reduktion Grippebedingter akuter Verschlechterungen führt. Mittels Polymerase-Kettenreaktion (PCR) konnten bei exazerbierten Patienten mehr Rhinoviren im Sputum als in der Nase nachgewiesen werden, was auf die pathogene Wirkung dieses Virus-Wildtyps im Rahmen der COPD-Exazerbation hinweist (6, 10). Die experimentelle Inokulation einer geringen Rhinovirusmenge bei milden COPD-Patienten führte zu grippeähnlichen Symptomen und einer Verstärkung von Husten, Auswurf, Atemnot einschließlich der exazerbationstypischen klinischen Präsentation (11) mit verschlechterter Lungenfunktion. Andere Untersuchungen belegen, dass viral getriggerte Exazerbationen bei der COPD schwerer verlaufen, da sie häufiger im Krankenhaus behandelt werden mussten und längere Zeit bis zur Besserung benötigen als in Fällen, in denen keine Viren nachgewiesen wurden (9, 10). Diese Expositionsstudie zeigte auch, dass bei COPD-Patienten schon eine 100- bis 1000-fach niedrigere Dosis notwendig ist, um eine Symptomverschlechterung zu bewirken, als es in ähnlichen Inokulationsstudien mit Atemwegsviren an Asthmapatienten und Gesunden der Fall war (12, 13). Somit macht die COPD die Betroffenen offenbar im Vergleich zu Asthmatikern oder Gesunden für eine virale Infektion empfindlicher (19).

Inwieweit das RS- oder andere Viren die alleinigen Auslöser einer Exazerbation darstellen, ist im Einzelfall allerdings häufig unklar, zumal diese auch bei der stabilen Erkrankung im Sputum oder zusammen mit Bakterien nachgewiesen wurden. Eine in alveolaren Epithelzellen nachgewiesene latente Adenovirus E1A-Proteinexpression führt zu einer Verstärkung der durch Zigarettenrauch induzierte bronchiale Inflammation. Somit ist möglicherweise eine chronische Virusinfektion der Atemwege über eine damit assoziierte lokale Inflammation mit einem höheren CODP-Schweregrad und Erkrankungsinstabilität inkl. einem erhöhten Exazerbationsrisiko assoziiert, als wenn eine solche nicht bestehen würde (2, 10, 14). Untersuchungen am Mausmodell legen nahe, dass eine chronische Zigarettenrauchexposition eine virale Infektion in den dadurch geschädigten Atemwegen erleichtert. Somit fördert die chronische Noxenexposition zu einem lokalen immunologischen Ungleichgewicht mit Schwächung der körpereigenen Abwehrreaktion bei einer viralen Infektion , was die oben beschriebenen klinischen Beobachtungen gut erklären würde (15).

Die pathogene Rolle der o.g. **Bakterien** bei der COPD-Exazerbation wird durch das Problem erschwert, ab wann ein Bakteriennachweis z.B. im Sputum eine chronische Atemwegsbesiedlung und ab wann ein solcher Nachweis ein akutes krankmachendes Ereignis darstellt. Wilkinson et al. (2006) wiesen zum Beispiel bei 48,2 % aller moderat bis schwerkranken COPD-Patienten im stabilen Erkrankungsstadium Bakterien im Sputum nach. Bei einer Exazerbation stieg diese bakterielle Belastung allerdings auf 69,9 % an (16). Mit zunehmender Erkrankungsschwere – definiert über die Lungenfunktion (FEV_1) – verschiebt sich das Keimspektrum in den gram-negativen Problemkeimbereich: FEV_1 <35 %soll (*Enterobacteriaceae* und *Pseudomonas spp.*: 48 %), FEV_1 35-<50 %soll (*Haemophilus influenzae* und *Moraxella catarrhalis*: 21,4 %), FEV_1 >50 %soll (*Streptococcus pneumoniae* und andere gram-positive Kokken: 30,4 %). Wichtig für die Entscheidung für oder gegen eine Antibiotikatherapie in der Praxis ist die Sputumfarbe, denn ein purulentes Sputum zeigt mit einer Sensitivität von 94,4 % und einer Spezifität von 77,0 % eine hohe bronchiale Bakterienbelastung und eine hohe Wahrscheinlichkeit eines Therapieerfolgs einer adäquaten Antibiotikabehandlung an (17, 18). Wegen des allerdings geringeren Therapieeffekts bei Patienten mit einem geringen COPD-Schweregrad scheinen Bakterien im Gegensatz zu den schwerkranken Patienten offenbar eine untergeordnete pathogene Rolle bei der akuten Verschlechterung zu spielen. Bei der Auswahl des initial kalkuliert verordneten Antibiotikums kann die klinische Wahrscheinlichkeit einer vorliegenden *Pseudomonas aeruginosa*-Infektion mit folgenden, unabhängigen Risikofaktoren, die auch mit einem ungünstigen Verlauf assoziiert sind, abgeschätzt werden (3):

- Höheres Alter
- Hyperkapnie
- Vorbestehende Dauertherapie mit oralen Steroiden
- Schwere Comorbidität, wie z.B. Herzinsuffizienz, Diabetes mellitus

Häufig werden auch **Viren zusammen mit Bakterien** im Sputum von exazerbierten Patienten nachgewiesen, z.B. *H. influenzae* und Rhinoviren. Papi et al. (2006) fanden bei 64 der COPD-Patienten in 48,4 % Viren (6,2 % im stabilen Erkrankungsstadium) und in 54,7 % Bakterien (37,5 % im stabilen Erkrankungsstadium). Patienten mit einem kombinierten Infekt (25 %) waren durch eine längere und lungenfunktionsanalytisch schwerere Exazerbation gekennzeichnet als diejenigen, bei denen keine infektiöse Ursache detektiert wurde. Eine erhöhte Sputumneutrophilie war unabhängig von der Infektursache mit einem schwereren Verlauf assoziiert. Eine Sputumeosinophilie fand sich häufiger bei einem Virusnachweis und könnte dafür ein Prädiktor sein (19).

2.1.2. Nicht-infektiöse Genese

In der klinischen Praxis gibt es viele Fälle, in denen ein Exazerbationsauslöser nicht detektiert werden kann. Insbesondere im COPD-Schweregrad (GOLD) 4 kann bei der ohnehin schon stark eingeschränkten Lungenfunktion eine nur leichte zusätzliche Verschlechterung das instabile Gleichgewicht einer für den Patienten gerade noch tolerierbaren Situation leicht in Richtung eines respiratorischen Notfalls kippen. Der Verlust an wenigen Millilitern Lungenvolumens ist aus vielen Gründen möglich und bedarf nicht unbedingt z.B. einer manifesten Infektion. Die Verschlechterung einer oder mehrerer Begleiterkrankungen, eine physische oder psychische Belastungssituation oder viele andere für weniger schwer Kranke vielleicht gar nicht so sehr bedeutungsvolle Veränderungen, können dafür schon ausreichen.

Zu den umweltbedingten nicht-infektiösen Exazerbationsauslösern gehören:

- Smogsituationen
- Gase: Ozon, Stickoxide, Kohlenmonoxid
- Feinstäube (PM10, PM2,5 = *particulate matter* mit einem mittleren Durchmesser von 10 µm bzw. 2,5 µm)

Studien haben einen Zusammenhang zwischen einer erhöhten Belastung durch Emissionen und einer dadurch bedingten Verschlechterung des Gesundheitszustandes untersucht (20-23). Danach exazerbieren ältere Lungenkranke (COPD und Asthma) bei gleicher Expositionsstärke eher als jüngere. Epidemiologische Studien fanden einen Zusammenhang mit der akkumulierten Menge an Feinstaubpartikeln und der Häufigkeit von Notfallvisiten im Krankenhaus. Allerdings gibt es sowohl positive als auch negative Korrelationen der o.g. Emissionsstoffe/Gase zu einer erhöhten COPD-Exazerbationsrate. Ebenso wird die Assoziation zu den erhöht gemessenen jeweiligen Gas- und Staubkonzentrationen unterschiedlich bewertet. *In praxi* ist die Identifikation eines einzigen Auslösers zudem schwierig . Hinzu kommen bei einer Exposition außerhalb geschlossener Räume diverse die individuelle Expositionsstärke beeinflussende Faktoren, wie die Außentemperatur, Wind, geographische, Siedlungs- und saisonale Einflüsse (24).

Feinstäube sind, wie epidemiologische Studien belegen, mit einer erhöhten Letalität assoziiert (22, 25). Eine italienische Studie fand, dass pro 10 µg/m³ Anstieg einer PM10-Exposition die Letalität von COPD-Patienten um 0,84 % anstieg. Allerdings waren auch andere chronisch Kranke mit z.B. Diabetes und einer arteriellen Hypertonie gefährdet, wenn auch etwas weniger. Offenbar scheinen bei einer solchen Exposition auch umweltunabhängige Faktoren wie ein niedriger sozialer Status und vorhandene Co-Morbiditäten (koronare Herzkrankheit, Herzinsuffizienz) prädisponierend für eine COPD-Zustandsverschlechterung zu sein. So haben auch Untergewicht, das Ausmaß der Atemwegsobstruktion einen messbaren Einfluss. In Norwegen erhöhte sich durch die PM2,5- und PM10- bzw. NO_2-Exposition das Risiko, an einer COPD zu versterben, gegenüber der restlichen Bevölkerung um den Faktor 1,27 (CI 1,11-1,47), 1,29 (CI 1,12-1,48) bzw. 1,2 (CI 1,05-1,39) (24). In einer retrospektiven Untersuchung in Hongkong wurden von 01/2000 bis 12/2004 die Umweltbelastung durch Schwefeloxide (SO_2), Stickoxide (NO_2), Ozon (O_3), Feinstäube (P2,5 und P10) und Klimadaten mit Notfallbehandlungen von COPD-Patienten in Krankenhäusern korreliert. Es fand sich eine signifikante Assoziation zu allen Emissionsfaktoren. Das relative Risiko für eine COPD-Exazerbation mit Krankenhausvorstellung erhöhte sich bei Anstiegen von je 10 $\mu g/m^3$ der genannten Gase und Feinstäube um 1,007 (SO_2), 1,026 (NO_2), 1,034 (O_3), 1,024 (PM10) und 1,031 (PM2,5). Diese Effekte waren in der Wintersaison (Dezember bis März) sogar noch stärker als in den Sommermonaten (26). Das Risiko, wegen der Belastung von Feinstäuben und einer erhöhten Konzentration von Emissionsgasen eine schwere COPD-Exazerbation zu erleiden, liegt für pulmonal vorerkrankte Patienten zwar höher als bei Lungengesunden bei fehlenden Emissionen, ist aber insgesamt doch gering. Es wären große Kohorten mit über hunderttausend auswertbaren Personendaten nötig, um signifikante Unterschiede zwischen den gewählten Parametern erkennen zu können (27, 28).

2.2. Zelluläre Entzündung bei der Exazerbation

Die akute Verschlechterung der COPD wird heute als Folge einer Zunahme der bronchialen Entzündung angesehen. Diese wird durch einen wie auch immer gearteten Stimulus ausgelöst oder es wird dadurch eine schon vorhandene Inflammation zusätzlich gesteigert, in Folge dessen der bronchiale Muskeltonus steigt, die Bronchialschleimhaut durch ein Ödem anschwillt und die in der Schleimhaut eingelagerten Drüsenzellen vermehrten Bronchialschleim produzieren. Dieser Prozess führt zu einem Ventilations-Perfusionsungleichgewicht und einer Atemflusslimitierung (☞ Kap. 2.3.), was sich klinisch durch vermehrte Luftnot, Husten, Sputumproduktion und -purulenz bemerkbar macht. Untersuchungen im Sputum und in der broncho-alveolären Lavage belegen, dass in dieser akuten Krankheitsphase sowohl die Anzahl von neutrophilen als auch von eosinophilen Granulozyten zunimmt. Die Neutrophilen wandern vermehrt aus dem Kapillarbett in das Lungengewebe und in den subepithelialen Bereich. Die Steigerung der zellulären Mikrozirkulation in der Lunge ist ein typisches Charakteristikum des bei der Exazerbation ablaufenden Entzündungsprozesses. Die Neutrophilie in den Atemwegen weist auf eine bakterielle Genese der bronchialen Entzündung hin (s.o.). In dieser Phase werden von den Entzündungs-, aber auch von den Bronchialepithelzellen eine Fülle von Entzündungsmediatoren freigesetzt, die sowohl im induzierten Sputum, aber auch in der broncho-alveolären Lavage quantifizierbar sind (30). Zu diesen gehören Interleukin (IL)-8, IL-1β, IL-6, Endothelin-1, Leukotrien-B4 (LTB-4), Tumornekrosefaktor-alpha (TNF-α), Granulozyten-Makrophagen-Kolonie-stimulierender Faktor (GMCSF), GROα (*growth-related oncogene alpha*) und das von aktivierten T-Lymphozyten exprimierte und sezernierte RANTES. Diese Mediatoren können in vielfältiger Weise die Entzündung stimulieren, unterhalten und haben auch chemotaktische Eigenschaften (z.B. LTB4, lösliches endotheliales Selectin [E-selectin], lösliches intrazelluläres Adhäsionsmolekül 1 [sICAM-1]), indem weitere Entzündungszellen wie z.B. die Neutrophilen zum Ort des Geschehens aus dem Kapillarbett rekrutiert werden (30-32). Neutrophile und Makrophagen setzten im Rahmen der Entzündung auch unspezifische Entzündungsfaktoren wie z.B. reaktive Sauerstoffmetabolite frei. Neutrophile sezernieren darüber hinaus Proteasen, wobei insbesondere die neutrophile Elastase, sofern sie nicht durch Proteine wie dem alpha-1-Antitrypsin oder andere Antiprotease inhibiert wird, die extrazelluläre Matrix und deren Komponenten zerstören, wodurch die Entstehung eines Lungenemphysems begünstigt wird (33-37).

Obwohl CRP- (C-reaktives Protein) und IL-6-Serumspiegel bei der COPD und insbesondere bei der COPD-Exazerbation gegenüber Lungengesunden bzw. stabilen COPD-Patienten erhöht gemessen wurden, so sind die publizierten Daten in Bezug auf die prognostische Wertigkeit inkohärent. Möglicherweise hängt dies mit den nur geringen Messunterschieden, den kleinen Patientengruppen und/oder der Heterogenität der gewählten Untersuchungsgruppen zusammen (38). Senken sich aber diese erhöhten Serumtentzündungswerte nach einer Exazerbation nicht, erhöhte sich die Wahrscheinlichkeit, eine weitere Exazerbation mit einem FEV_1-Abfall zu erleiden (4, 39, 40).

2.3. Pathophysiologie der akuten Exazerbation

Pathophysiologisch ist die Exazerbation durch eine Zunahme der Atemwegsobstruktion (Bronchospasmus, Schleimhautödem, Hyperkrinie), der Hyperinflation mit "*air trapping*" (Überblähung der Lunge, "gefangene Luft") und in der Folge einem Abfall der exspirativen Atemflüsse charakterisiert. Dies bemerkt der Patient als Luftnotzunahme. Bei einer solchen Notfallsituation verschlechtert sich das Ventilations-Perfusions-Verhältnis, das in der Blutgasanalyse durch eine Hypoxie und u.U. durch eine Hyperkapnie messbar ist. Bei einer manifesten respiratorischen Insuffizienz mit Erschöpfung der respiratorischen Reserven führt die Hyperkapnie zu einem Abfall des Blut-pH, womit der Patient beatmungspflichtig wird (41). Zusätzliche Erkrankungen/Probleme wie z.B. eine begleitende oder auslösende Pneumonie, eine Lungenembolie oder eine Herzinsuffizienz gefährden den Patienten zusätzlich und senken u.U. den Heilungserfolg.

Während der Exazerbation ist durch die o.g. pathophysiologischen Limitationen die Exspirationszeit während der Ruheatmung zu kurz. In der Folge nimmt das in der stabilen Erkrankungsphase normalerweise ausatembare Lungenvolumen ab. Die Abnahme des durch die zunehmende Atemwegsobstruktion bedingten endexspiratorischen Lungenvolumens (EELV) lässt das in der Lunge verbleibende und nicht ventilierte Luftvolumen ansteigen. Die Folge ist eine zunehmende Lungenüberblähung. In einer solchen Notfallsituation wird das sonst statisch limitierte EELV dynamisch begrenzt und zu einer in Abhängigkeit zum Ausmaß der Atemwegsobstruktion ständig wechselnden Variablen. Umgekehrt lässt sich mit einer pharmakologischen Senkung der Atemwegsobstruktion auch die Überblähung senken und damit die ventilatorische Situation bessern (41-43). Die dynamische Überblähung ist ein Phänomen, das bei Patienten mit einem erhöhten Atemwegswiderstand auftritt. Im Rahmen einer z.B. physischen Belastung bewirkt eine Atemwegsobstruktion eine veränderbare, also nicht strukturelle (Lungenemphysem), sondern dynamische Lungenüberblähung. Die reflektorische Tachypnoe verstärkt diese Entwicklung, da sich die Zeit für vollständige Exspiration verkürzt. Dadurch nimmt das Tidalvolumen ab, die Atemarbeit erhöht sich und es kommt im weiteren Verlauf zu einer Störung des Gasaustausches mit Hypoxämie, evtl. gepaart mit einer Hyperkapnie und einem pH-Abfall (43). Je nach Schwere dieser pathophysiologischen Veränderungen kann sich die Überblähung selbst verstärken, was in die respiratorische, beatmungspflichtige Insuffizienz münden kann. Der Anstieg des pulmonal-arteriellen Drucks ist Folge der Überblähung und der Hypoxie (☞ Abb. 2.3).

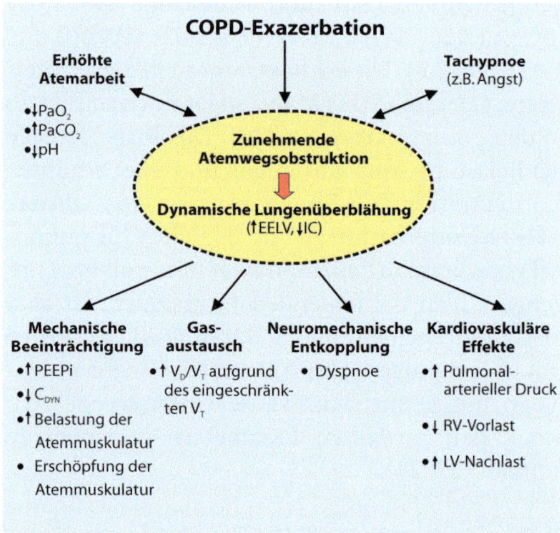

Abb. 2.3: Schema der negativen Folgen einer Zunahme der Atemwegsobstruktion und der dynamischen Lungenüberblähung. C_{DYN}: dynamische Lungencompliance/-dehnbarkeit; IC: inspiratorische Kapazität; PaO_2 und $PaCO_2$: Partialdrücke für Sauerstoff bzw. Kohlendioxid; PEEPi: intrinsicher positiver endexspiratorischer Druck; EELV: endexspiratorisches Lungenvolumen; RV: Residualvolumen; V_T: Tidalvolumen; V_D: Totraumvolumen (mod. n. (47)).

Als Konsequenz der dynamischen Überblähungen bei der Exazerbation verschiebt sich die Atemmittellage in Richtung Inspiration und nähert sich der totalen Lungenkapazität (TLC). Obwohl dadurch die exspirativen Atemflüsse zunächst ökonomisiert werden, hat diese Verschiebung einen negativen Effekt auf die Atemmechanik. Die Ventilation findet jetzt nur noch in der flacheren Kurve der Lungen-Compliancekurve (Dehnbarkeit) statt, in der das Lungengewebe "restriktiver" wird und der C_{DYN} (dynamische Lungen-Compliance) im Vergleich zur normalen Atemmittellage niedriger liegt. Das inspiratorische Atemvolumen wird durch die inspiratorische Verschiebung der Ruheatmung limitiert. Zudem führt auch die Tachypnoe zu einem Abfall der C_{DYN}. Diese Veränderung hat diverse Implikationen auf die Lungenmechanik. So steigt der intrapulmonale Druck an und ist am Ende der Exspiration immer noch positiv (☞ Abb. 2.4). Man spricht von einem intrinsischen oder auto-positiven end-exspiratorischen Druck (PEEPi). Für die inspiratorischen Muskeln bedeutet dies eine erhöhte Atemarbeit, da sie sowohl die automatischen Rückstellkräfte der Lunge als auch die des Brustkorbs überwinden müssen, damit überhaupt eine Inspiration möglich wird. Messungen zeigen, dass der PEEPi bei der dynamischen Überblähung auf 6-9 cm H_2O während der Ruheatmung ansteigt. Diese Veränderungen führen je nach Ausprägungsgrad zu einer stärkeren Belastung der Atemmuskeln, die sich im Prinzip gut an solche Veränderungen anpassen können, aber durch die erhöhte Druckbelastung und die ineffektivere Atemarbeit, insbesondere wenn sie im Rahmen des Notfalls schnell auftreten, erschöpfen. Studien haben gezeigt, dass insbesondere das Zwerchfell bei einer Exazerbation und den dabei auftretenden Entzündungsprozessen (s.o.) viel ineffektiver als bei einer stabilen Erkrankungssituation oder bei einem Gesunden arbeitet (44, 45). Kommt es im Rahmen dieser pathophysiologischen Veränderungen zu einer zunehmenden Erschöpfung der Atemmuskulatur, mündet dies in ein respiratorisches Versagen. Der pCO_2 (auch wegen der erhöhten Totraumventilation) steigt, der pH sowie der Sauerstoffpartialdruck fallen.

Die Hypoxie ist wahrscheinlich Folge eines Ventilations-Perfusionsungleichgewichts (V/Q), das durch eine hypoxische Vasokonstriktion und durch eine alveoläre Hypoventilation verursacht wird. Letzteres wird durch ein erhöhtes Shuntvolumen des Kapillarbetts begleitet. Meist kann im Notfall mit nasalen Sauerstoffgaben die Hypoxie suffizient behandelt werden, wohingegen die prognostisch relevante Hyperkapnie nur mittels einer Beatmungstherapie therapiert werden kann (☞ Kap. 4.2.). Wenn die Ventilation aber über den pO_2-Partialdruck gesteuert ist, fällt bei einem therapeutischen Anheben des pO_2 der Atemantrieb und es steigt in der Folge der pCO_2 durch daraus resultierende Hypoventilation. Bei der schweren Exazerbation steigt infolge des V/Q-Mismatch die Totraumventilation, was wiederum zu einer kom-

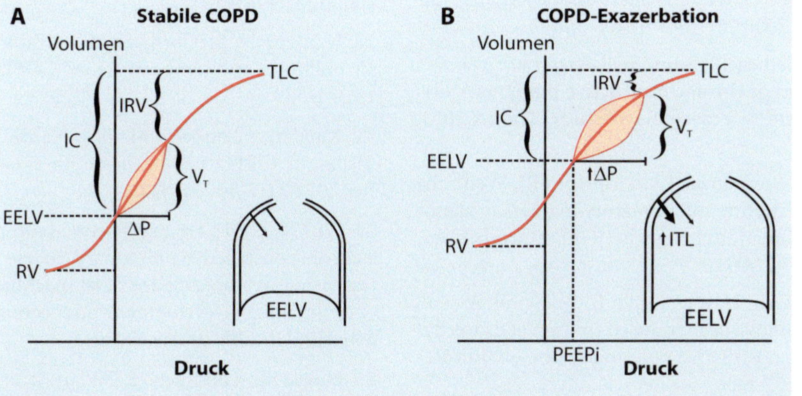

Abb. 2.4: Darstellung der mechanischen Effekte auf die Druck-Volumenkurve in Ruhe **(A)** und bei einer COPD-Exazerbation **(B)**. Während der Exazerbation steigt der Atemdruck an, der zur Aufrechterhaltung der in- und exspiratorischen Atemvolumina aufgebracht werden muss. Gründe hierfür sind der zunehmende Atemwegswiderstand, die Verschiebung der Atemmittellage in Richtung Inspiration, die Abnahme der Lungencompliance.
IC: Inspiratorische Kapazität; TLC: totale Lungenkapazität; ΔP: Druckveränderung; IRV: inspiratorisches Reservevolumen; ITL: Inspiratorische Muskelreserve; PEEPi: intrinsicher positiver endexspiratorischer Druck; EELV: endexspiratorisches Lungenvolumen; RV: Residualvolumen; V_T: Tidalvolumen (mod. n. (47)).

pensatorischen Steigerung des Atemminutenvolumens führt, um den dadurch drohenden pCO_2-Anstieg zu kompensieren. Diese Mechanismen werden bei einer schweren Exazerbation oder z.B. auch bei einer schweren COPD unter einer physischen Belastungssituation durch die oben beschriebene Einschränkung der Atemmechanik überfordert (46, 47).

2.4. Literatur

1. MacLeod M, Papi A, Contoli M et al. Chronic obstructive pulmonary disease exacerbation fundamentals: Diagnosis, treatment, prevention and disease impact. Respirology 2021; 26:532-551.

2. Ritchie AI, Wedzicha JA. Definition, causes, pathogenesis, and consequences of chronic obstructive pulmonary disease exacerbations. Clin Chest Med 2020;41: 421-438.

3. GOLD Executive Committee. Global initiative for chronic obstructive lung disease. www.goldcopd.org 2011.

4. Hurst J R, Vestbo J, Anzueto A et al. Evaluation of COPD longitudinally to identify predictive surrogate endpoints (ECLIPSE). NEJM 2010; 363:1128-1138.

5. Donaldson GC, Seemungal TAR, Bhowmik A, Wedzicha JA. Relationship between exacerbation frequency and lung function decline in chronic obstructive pulmonary disease. Thorax 2002;57:847-852.

6. Seemungal TAR, Donaldson GC, Bhowmik A et al. Time course and recovery of exacerbations in patients with chronic obstructive pulmonary disease. Am J Respir Crit Care Med 2000;161:1608-1613.

7. Rohde G, Wiethege A, Borg I et al. Respiratory viruses in exacerbations of chronic obstructive pulmonary disease hospitalisation: a case-control study. Thorax 2003; 58:37-42.

8. Bhowmik A, Seemungal TAR, Sapsford RJ, Wedzicha JA. Relation of sputum inflammatory markers to symptoms and lung function changes in COPD exacerbations. Thorax 2000;55:114-120.

9. Seemungal TAR, Harper-Owen R, Bhowmik A et al. Detection of rhinovirus in induced sputum at exacerbation of chronic obstructive pulmonary disease. Eur Respir J 2000;16:677-683.

10. Seemungal TAR, Harper-Owen R, Bhowmik A et al. Respiratory viruses, symptoms, and inflammatory markers in acute exacerbations and stable chronic obstructive pulmonary disease. Am J Respir Crit Care Med 2001;164:1618-1623.

11. Mallia P, Message S D, Gielen V et al. Experimental rhinovirus infection as a human model of chronic obstructive pulmonary disease exacerbation. Am J Respir Crit Care Med 2011;183:734-742.

12. D'Anna SE, Maniscalco M, Cappello F et al. Bacterial and viral infections and related inflammatory responses in chronic obstructive pulmonary disease. Ann Med 2021;53:135-150.

13. Owuor N, Nalamala N, Gimenes JA Jr, Sajjan US. Rhinovirus and COPD airway epithelium. Pulm Crit Care Med 2017;2(3):10.

14. Matsuse T, Hayashi S, Kuwano K et al. Latent adenoviral infection in the pathogenesis of chronic airways obstruction. Am Rev Respir Dis 1992;146:177-184.

15. Robbins CS, Dawe DE, Goncharova SI et al. Cigarette smoke decreases pulmonary dendritic cells and impacts antiviral immune responsiveness. Am J Respir Cell Mol Biol 2004;30:202-211.

16. Wilkinson TM, Hurst JR, Perera WR et al. Effect of interactions between lower airway bacterial and rhinoviral infection in exacerbations of COPD. Chest 2006; 129:317-324.

17. Gompertz S, O'Brien C, Bayley DL et al. Changes in bronchial inflammation during acute exacerbations of chronic bronchitis. Eur Respir J 2001; 17:1112-1119.

18. Stockley RA, O'Brien C, Pye A, Hill SL. Relationship of sputum color to nature and outpatient management of acute exacerbations of COPD. Chest 2000; 117:1638-1645.

19. Papi A, Ballettato M, Braccioni F et al. Infections and airway inflammation in chronic obstructive pulmonary disease severe exacerbations. Am J Respir Crit Care Med 2006;173:1114-1121.

20. Hansel NN, McCormack MC, Kim V. The effects of air pollution and temperature on COPD. COPD 2016; 13:372-379.

21. Kaur M, Chandel J, Malik J, Naura AS. Particulate matter in COPD pathogenesis: an overview. Inflamm Res 2022;71(7-8):797-815.

22. Wu CT, Li GH, Huang CT et al. Acute exacerbation of a chronic obstructive pulmonary disease prediction system using wearable device data, machine learning, and deep learning: Development and cohort study. JMIR Mhealth Uhealth 2021;9:e22591.

23. Hogea SP, Tudorache E, Fildan AP et al. Risk factors of chronic obstructive pulmonary disease exacerbations. Clin Respir J 2020;14: 183-197.

24. Ko FWS, Hui DSC. Outdoor air pollution: impact on chronic obstrucitve pulmonary disease patients. Curr Opin Pulm Med 2009;15:150-157.

25. Pope CA, Burnett RT, Thun MJ et al. Lung cancer, cardiopulmonary mortality, and long-term exposure to

fine particulate air pollution. JAMA 2002; 287:1132-1141.

26. Ko FWS, Tam W, Wong TW et al. Temporal relationship betgween air pollutants and hospital admissions for chronic obstructive pulmonary disease in Hong Kong. Thorax 2007;62: 780-785.

27. Ni L, Chuang CC, Zuo L. Fine particulate matter in acute exacerbation of COPD. Front Physiol 2015;23; 6:294.

28. Avol EL, Gauderman WJ, Tan SM et al. Respiratory effects of relocating to areas of differing air pollution levels. Am J Respir Crit Care Med 2001; 164:2067-2072.

29. Holz O, Kips JC, Magnussen H. Update on sputum methodology. Eur Respir J 2000;16:335-559.

30. Balbi B. COPD, is chemotaxis the key? Chest 2003; 123:983-986.

31. Beeh K M, Kornmann O, Buhl R et al. Neutrophil chemotactic activity of sputum from patients with COPD: Role of interleukin 8 and leukotriene B4. Chest 2003;123:1240-1247.

32. Beeh KM, Beier J. Handle with care: targeting neutrophils in chronic obstructive pulmonary disease and severe asthma? Clin ExpAllergy 2006;36:142-157.

33. Miravitlles M, Dirksen A, Ferrarotti I et al. European Respiratory Society statement: diagnosis and treatment of pulmonary disease in α1-antitrypsin deficiency. Eur Respir J 2017;50(5):1700610.

34. Stockley RA. Neutrophils and protease/antiprotease imbalance. Am J Respir Crit Care Med 1999;160:S49-S52.

35. Chillappagari S, Preuss J, Licht S et al. Altered protease and antiprotease balance during a COPD exacerbation contributes to mucus obstruction. Respir Res 2015; 16(1):85.

36. Barnes PJ. Oxidative stress-based therapeutics in COPD. Redox Biol 2020;33:101544.

37. Fischer BM, Voynow JA, Ghio AJ. COPD: balancing oxidants and antioxidants. Int J Chron Obstruct Pulmon Dis 2015;10:261-76.

38. Broekhuizen R, Wouters EF, Creutzberg EC, Schols AMWJ. Raised CRP levels mark metabolic and functional impairment in advanced COPD. Thorax 2006; 61:17-22.

39. Agusti A. Systemic effects of chronic obstructive pulmonary disease. What we know and what we don't know (but should). Proc Am Thorac Soc 2007;4:522-525.

40. Viniol C, Vogelmeier CF. Exacerbations of COPD. Eur Respir Rev 2018;27(147):170103.

41. Cooper CB. The connection between chronic obstructive pulmonary disease symptoms and hyperinflation and its impact on exercise and function. Am J Med 2006;119:21-31

42. Noord van JA, Aumann J, Janssens E et al. Effects of tiotropium with and without formoterol on airflow obstruction and resting hyperinflation in patients with COPD. Chest 2006;124:1743-1748.

43. O'Donnell CP, Revill SM, Webb KA. Dynamic hyperinflation and exercise intolerance in chronic obstructive pulmonary disase. Am J Respir Crit Care Med 2001; 164:770-777.

44. Debigare R, Cote CH, Maltais F. Peripheral muscle wasting in chronic obstructive pulmonary disease: clinical relevance and mechanisms. Am J Respir Crit Care Med 2001;164:1712-1717.

45. Augustin IML, Spruit MA, Houben-Wilke S et al. The respiratory physiome: Clustering based on a comprehensive lung function assessment in patients with COPD, PLoS One 2018;13:e0201593.

46. O'Donnell DE. Hyperinflation, dyspnea, and exercise intolerance in chronic obstructive pulmonary disease. Proc Am Thorac Soc 2006;3:180-184.

47. Hillas G, Perlikos F, Tzanakis N. Acute exacerbation of COPD: is it the "stroke of the lungs"? Int J Chron Obstruct Pulmon Dis 2016;11:1579-86.

Auswirkungen und Folgen akuter Exazerbationen

3. Auswirkungen und Folgen akuter Exazerbationen

Bei vielen COPD-Patienten verschlechtert sich die Erkrankung graduell. Diese "natürliche Progression" der COPD kann durch episodische Verschlechterungen, insbesondere rezidivierende Exazerbationen akzentuiert werden. Es besteht Konsens darüber, dass akute, insbesondere schwere hospitalisationsbedürftige Exazerbationen sowohl kurz- als auch langfristig gravierende Auswirkungen auf subjektive Symptomlast, körperliche Aktivität, Lebensqualität, Lungenfunktion, Morbidität und Mortalität haben. Dabei muss berücksichtigt werden, dass ein nicht unbeträchtlicher Teil akuter ambulanter Exazerbationen von Patienten nicht berichtet wird, wenngleich die klinische Relevanz solcher unberichteter Episoden unklar ist (1).

Die überwiegende Zahl akuter Exazerbationen wird in der ambulanten allgemein- oder fachärztlichen Versorgung behandelt. Studien zur Folgeabschätzung akuter Exazerbationen werden jedoch häufig in Patientenkollektiven mit schwerer, hospitalisierungbedürftiger Exazerbation durchgeführt, eine generelle Übertragbarkeit auf die Folgenbewertung ambulanter moderater oder gar leichter Exazerbationen ist daher nicht gegeben. Die Entscheidung zur Hospitalisierung wird neben lokalen, organisatorischen Gegebenheiten durch die Schwere der Erkrankung, Komorbiditäten und mögliches Versagen einer ambulanten Vorbehandlung beeinflusst. Unzweifelhaft sind schwere Exazerbationen der COPD gravierende, zum Teil lebensbedrohliche Ereignisse mit weitreichenden Folgen für den individuellen Patienten. Im Vergleich zu anderen akuten, schwerwiegenden medizinischen Notfällen wie z.B. dem akuten Myokardinfarkt weist die schwere COPD-Exazerbation ein ähnliches Profil medizinischer Folgen und Komplikationen auf, zieht man Therapieversagen oder Rezidive und Kurzzeit- bzw. Langzeitmortalität in Betracht (2-4) (☞ Abb. 3.1).

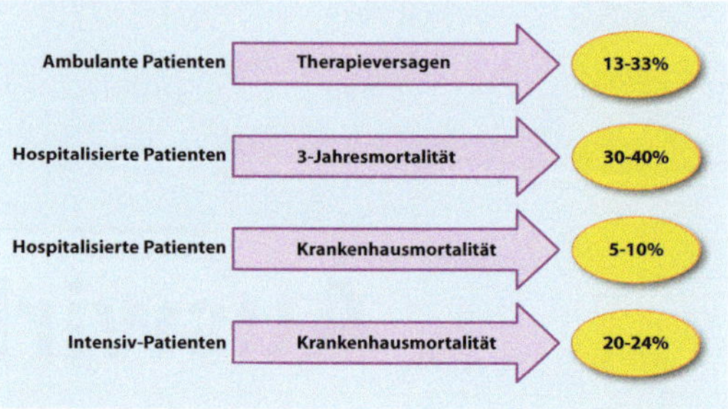

Abb. 3.1: Folgen akuter, schwerer COPD-Exazerbationen (mod. n. (2-4)).

3.1. Mortalität

COPD-Exazerbationen gehen mit einer erheblichen Mortalität einher. Unterschiede in der Exazerbationsschwere, untersuchter Patientenkollektive inklusive Komorbiditäten,Versorgungshintergrund, Erhebungs- bzw. Nachbeobachtungszeitraum etc. bedingen eine gewisse Schwankungsbreite der berichteten Mortalitätsraten nach einer Exazerbation. Soler-Cataluna und Mitarbeiter dokumentierten erstmalig einen Einfluss der Exazerbationshäufigkeit auf die Gesamtmortalität von COPD-Patienten (17). Über einen Zeitraum von 5 Jahren wiesen Patienten mit 3 oder mehr Exazerbationen eine Überlebensrate von 30 % auf, während diese bei Patienten ohne Exazerbationen bei 80 % lag (☞ Abb. 3.2). Dabei waren respiratorische Erkrankungen für 67 % aller Todesfälle in dieser Kohorte verantwortlich. Neuere Kohortenstudien über bis zu 10 Jahre untermauern eindrucksvoll, dass sich der negative Effekt moderater Exazerbationen im Krankheitsverlauf aufsummiert und durch das Auftreten einer einzigen schweren, hospitalisationspflichtigen Exazerbation noch übertroffen wird (28).

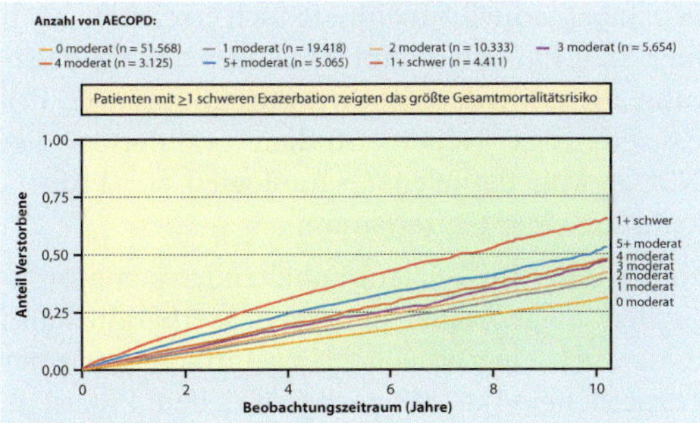

Abb. 3.2: Zusammenhang zwischen Exazerbationshäufigkeit und Mortalität bei COPD-Patienten (mod. n. (28)).

Schätzungen der Krankenhaus-Mortalität infolge hospitalisierungsbedürftiger COPD-Exazerbationen reichen von 4-30 %. Die SUPPORT-Studie (*Study to Understand Prognosis and Preferences for Outcomes and Rates of Treatment*) (18) untersuchte Patienten mit einer schwergradigen akuten COPD-Exazerbation. Die Krankenhaus-Mortalität lag bei Patienten mit hyperkapnischer Entgleisung bei 11 %, die 3-Monats-Mortalität bei 33 % und die 2-Jahres-Mortalität bei 49 %. Suissa und Mitarbeiter beschrieben in einer Kohortenstudie unter Verwendung einer kanadischen Datenbank ein massiv erhöhtes Mortalitätsrisiko innerhalb der ersten 7 Tage nach Hospitalisierung aufgrund einer schweren Exazerbation (☞ Abb. 3.3). Die Sterberate in dieser vulnerable "Hochrisikophase" lag etwa 8-fach höher als für den Zeitraum 3 Monate nach Beginn der Exazerbation (19).

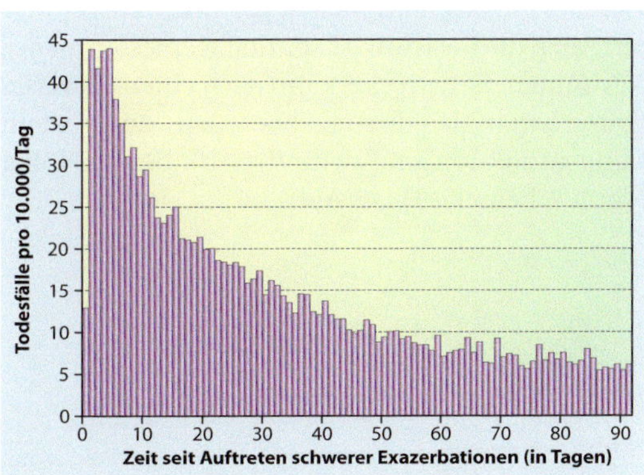

Abb. 3.3: Sterberaten im Zeitverlauf nach akuter Exazerbation (mod. n. (19)).

Eine generell höhere exazerbationsbedingte Mortalität lässt sich in Studien mit folgenden Patientengruppen dokumentieren:

- Patienten mit respiratorischem Versagen bzw. Notwendigkeit einer Beatmung
- Patienten, die in eine Spezialeinrichtung oder Intensivstation eingeliefert werden (Selektion besonders schwerer Patienten)
- Patienten mit schweren Begleiterkrankungen

Darüber hinaus existiert eine Vielzahl von Begleitfaktoren, die die Mortalität während des Krankenhausaufenthaltes aufgrund einer Exazerbation bzw. in der Folge nach Entlassung beeinflussen. Neben demographischen, anamnestischen und medizinischen Parametern (Alter, Body-Mass-Index, Blutgasanalyse, Azidose, COPD-Stadium/Schweregrad, Kortikoidlangzeitbehandlung etc.) scheint hierbei auch der Zeitpunkt der Krankenhausaufnahme (erhöhte Mortalität an Wochenenden) relevant zu sein (20).

Die Mehrzahl der Todesfälle nach COPD-Exazerbation ist zumindest nicht unmittelbar respiratorisch bedingt. In der TORCH-Studie über 3 Jahre waren respiratorische (35 %) und kardiovaskuläre Ereignisse (27 %) in etwa gleich häufige Todesursachen bei Patienten mit mittelschwerer bis sehr schwerer COPD (21). Aufgrund systemischer Effekte der COPD-Exazerbation ist während bzw. unmittelbar nach einer schweren Exazerbation das Risiko für kardiovaskuläre Todesfälle (Myokardinfarkt, cerebrale Ischämie) massiv erhöht (29). Auch in den Studien IMPACT und ETHOS erhöhte das Auftreten einer schweren COPD-Exazerbation das Risiko für kardiovaskuläre Mortalität (30, 31). Es wird daher vermutet, dass der antiinflammatorische Effekt einer inhalativen Dreifach-Kombinationstherapie (ICS/LABA/LAMA) ursächlich gegenüber der LABA/LAMA-Therapie die in diesen Studien beobachtete Mortalitätsreduktion bewirkt.

3.2. Einfluss auf Symptome und Aktivität

Nach aktuell gültigen Definitionen der COPD-Exazerbation ist diese durch eine Zunahme respiratorischer Symptome gekennzeichnet, daher werden bei COPD-Patienten mit akuter Exazerbation regelhaft erhöhte Symptomscores gegenüber einer stabilen Erkrankung dokumentiert. Unter Verwendung standardisierter Symptomtagebücher wie dem EXACT-PRO können zwar typische, eine Exazerbation definierende Symptome wie Dyspnoe, Brustenge, Husten, Sputumproduktion, Gefühl von Schwäche oder Müdigkeit, Schlafstörungen und Angst bzw. Unruhe gemessen werden, jedoch weisen diese gegenüber der stabilen Phase lediglich quantitative Unterschiede auf und sind hinsichtlich einer sicheren Diagnose der Exazerbation unspezifisch. Insbesondere liegen keine validierten *Cutoff*-Werte vor. In der PERCEIVE-Studie (*Perception of Exacerbations of Chronic Obstructive Pulmonary Disease*) (5) wurde eine Zunahme des Hustens von 42 % der Patienten als Hauptsymptom einer Exazerbation angegeben, gefolgt von Dyspnoe (37 %), Ermüdung (37 %) und Sputumzunahme (35 %). Während eine Vielzahl deskriptiver Studien zur Symptomausprägung unmittelbar vor oder während einer akuten Exazerbation vorliegt, ist die Datenlage zum Verlauf bzw. zur Erholungsphase nach akuter Exazerbation weniger breit. Seemungal et al. beobachteten den Verlauf von 504 akuten Exazerbationen (6). Nach einem starken Anstieg der Symptomatik am Tag der Exazerbation, der von einem geringgradigen Abfall der Lungenfunktion begleitet war, erreichte der Symptomscore der Patienten im Median nach 7 Tagen wieder den Ausgangswert vor Exazerbation. Jedoch war bei einem Teil der Patienten erst nach 5 Wochen bzw. 3 Monaten eine Erholung der Symptomatik nachweisbar (☞ Abb. 3.4).

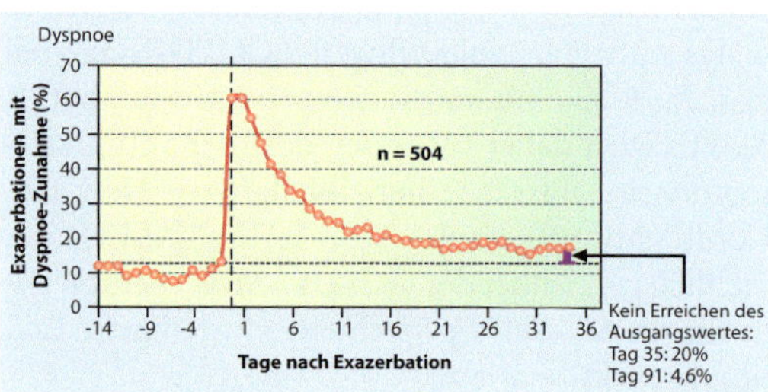

Abb. 3.4: Erholungsphase einer akuten Exazerbation. Verlauf der Symptomatik (Dyspnoe) (mod. n. (6)).

Vergleichbare Daten konnten auch von Parker et al. erhoben werden (7). Hier zeigte die Mehrzahl der Patienten mit akuter Exazerbation (n=20) eine rasche Erholung der Dyspnoesymptomatik innerhalb der ersten 14 Tage nach akuter Exazerbation, die bis zum Ende der Beobachtungsphase nach 9 Wochen graduell zunahm. Jedoch erreichten auch hier 8/20 Patienten zum Abschluss der Beobachtung nicht wieder das Symptomniveau vor der Exazerbation. Neuere Studien evaluierten den Nutzen von digitalen Technologien zur Früherkennung einer Exazerbation.

Neben den zum Teil lang anhaltenden symptomatischen Folgen einer akuten Exazerbation kann diese auch eine erhebliche Beeinträchtigung der körperlichen Aktivität nach sich ziehen. Pitta et al. (8) konnten zeigen, dass die körperliche Aktivität während einer akuten, hospitalisierungsbedürftigen Exazerbation dramatisch abnimmt und auch 4 Wochen nach Entlassung noch gegenüber den Ausgangswerten deutlich eingeschränkt war (☞ Abb. 3.5).

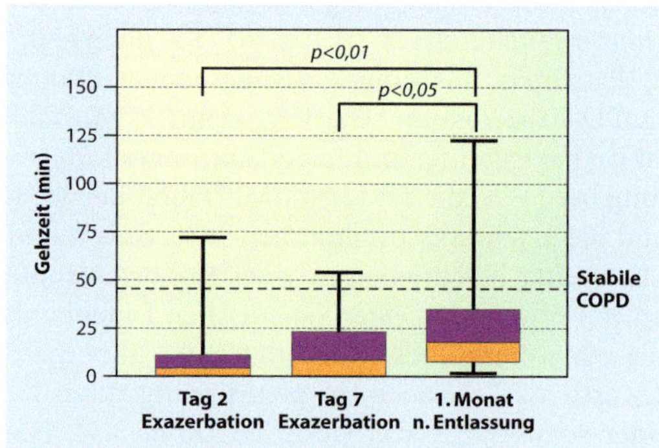

Abb. 3.5: Aktivitätsminderung während akuter COPD-Exazerbation (mod. n. (8)).

Dies war bei Patienten mit einer Anamnese rezidivierender Exazerbationen sogar noch ausgeprägter. Auch die Belastungskapazität, gemessen an der 6-Minuten-Gehstrecke, kann nach einer schweren Exazerbation langfristig abnehmen, auch wenn Lungenfunktion und Symptomatik bereits völlig erholt scheinen (9) (☞ Abb. 3.6).

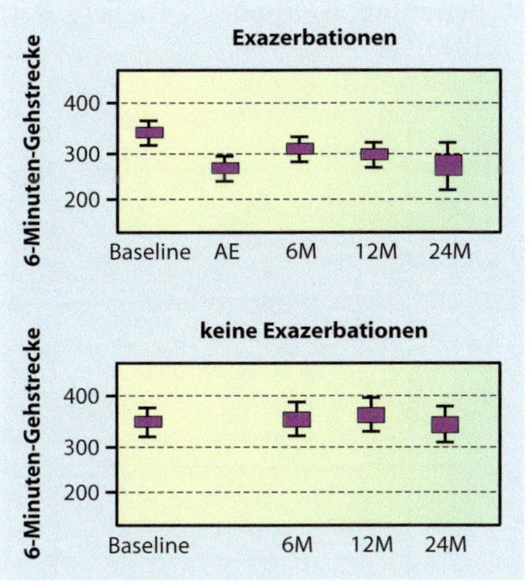

Abb. 3.6: 6-Minuten-Gehstrecke von COPD-Patienten im Langzeitverlauf: Patienten mit Exazerbationen versus Patienten ohne Exazerbation (mod. n. (9)). AE: akute Exazerbation.

Die Ursachen der verminderten Leistungsfähigkeit sind neben der funktionellen und symptomatischen Limitierung während der akuten Exazerbation in erster Linie auch in einer Störung des Metabolismus peripherer Muskeln zu sehen, da es hier im Rahmen der Exazerbation zu einer Imbalance zwischen Anabolismus (Substratmangel, fehlende Stimulation aufgrund Inaktivität, systemische Kortikoidtherapie) und Katabolismus (Inflammation, oxidativer Stress, Inaktivität) kommen kann.

3.3. Einfluss auf Lebensqualität und Gesundheitsstatus

COPD-Patienten mit schlechterem Gesundheitsstatus, gemessen mittels allgemeiner oder krankheitsspezifischer Lebensqualitätsfragebögen wie dem *St. George's Respiratory Questionnaire* (SGRQ), haben ein erhöhtes Risiko für akute Exazerbationen. Umgekehrt wiederum gehen häufige Exazerbationen langfristig mit verminderter Lebensqualität und schlechterem Gesundheitsstatus einher, was bei betroffenen Patienten schließlich in einer Abwärtsspirale gegenseitiger Verstärkung mündet (10). Akute Exazerbationen beeinträchtigen Lebensqualitäts-Scores gegenüber der stabilen Erkrankung in beträchtlichem Maße, gleichzeitig können in der Behandlungs- bzw. Erholungsphase einer Exazerbation bei vielen Patienten rasche und klinisch-relevante Verbesserungen der Lebensqualität dokumentiert werden (7). Generell scheint die Erholung der Lebensqualität nach akuter Exazerbation jedoch einen längeren Zeitraum in Anspruch zu nehmen als z.B. Lungenfunktion und Symptome. Auch erreichen nicht alle Patienten nach akuter Exazerbation wieder ein vergleichbares Niveau der Lebensqualität wie vor dem Ereignis. Die Erholung der Lebensqualität hängt sowohl von der Schwere der Exazerbation als auch insbesondere vom Auftreten einer Rezidiv-Exazerbation währen der Erholungsphase ab. Langfristig weist die Verschlechterung des Gesundheitsstatus (jährliche Zunahme des SGRQ-Scores) erstaunliche Parallelen zur gleichzeitigen Progession der Atemwegsobstruktion (jährliche Abnahme des FEV_1) auf (11) (☞ Abb. 3.7).

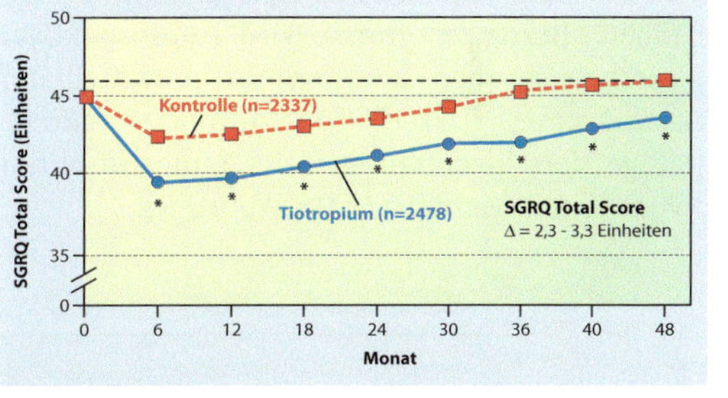

Abb. 3.7: Abnahme der Lebensqualität bei COPD-Patienten über 4 Jahre (UPLIFT-Studie) (mod. n. (11)). Zunehmender SGRQ-Score entspricht abnehmender Lebensqualität.

Ob beide Faktoren in gleicher Weise durch das Auftreten von Exazerbationen beschleunigt werden, ist jedoch unklar (12) (☞ Abb. 3.8).

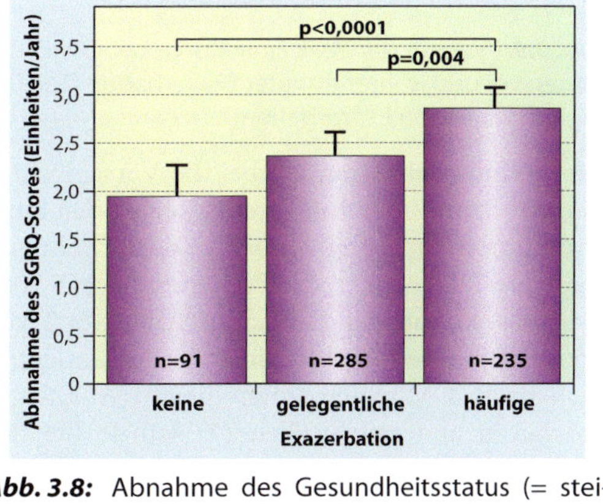

Abb. 3.8: Abnahme des Gesundheitsstatus (= steigender Score) pro Jahr bei Patienten ohne Exazerbationen gegenüber solchen mit gelegentlichen oder häufigen Exazerbationen (mod. n. (12)).

Auch von Patienten nicht berichtete Exazerbationen, insbesondere wenn sie keiner Behandlung zugeführt werden, beeinträchtigen die Lebensqualität von COPD-Patienten (1).

3.4. Einfluss auf Lungenfunktion

In der klinischen Praxis werden bei akuter Exazerbation der COPD nicht routinemäßig spirometrische Befunde erhoben. Dies erklärt sich zum Teil aus der mangelnden Verfügbarkeit der apparativen Ausstattung, einer fehlenden Durchführbarkeit aufgrund des schlechten Zustands des Patienten, aber auch aus der Definition der Exazerbation selber heraus, in der (im Gegensatz etwa zur Asthma-Exazerbation) auf eine funktionelle Verschlechterung der Atemwegsobstruktion kein expliziter Bezug genommen wird. In prospektiven klinischen Studien konnten im unmittelbaren Vorfeld einer Exazerbation zumindest geringgradige Verschlechterungen der Lungenfunktion dokumentiert werden (6) (☞ Abb. 3.9).

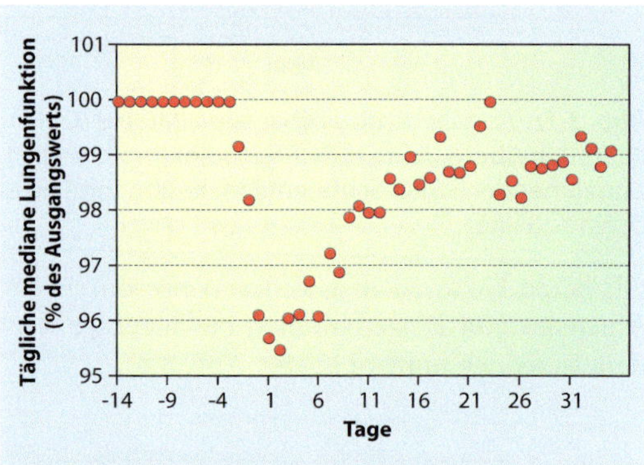

Abb. 3.9: Verlauf der *Peak Flow*-Kurve bei COPD-Patienten vor und während akuter Exazerbation (Tag 0 = Beginn der akuten Exazerbation).

Interessanterweise ging hierbei die Verschlechterung der Symptomatik einer entsprechenden Lungenfunktionsänderung voraus. In der Erholungsphase erreichten 75 % der Patienten nach 5 Wochen das Niveau der Lungenfunktionswerte vor Exazerbation, jedoch blieben 7 % der Patienten auch nach 3 Monaten unter diesem Ausgangsniveau. In anderen Studien (7) wurde bei der Mehrzahl Patienten mit akuter COPD-Exazerbation nach 14 Tagen eine weitgehende Erholung der Lungenfunktionswerte (Atemfluss und Überblähung) dokumentiert, die eng mit der symptomatischen Besserung (Dyspnoe) korreliert war (☞ Abb. 3.10).

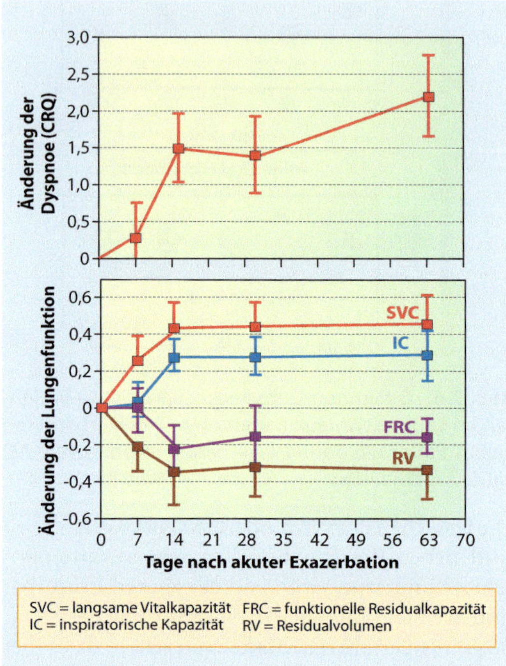

Abb. 3.10: Verlauf von Dyspnoe und Lungenfunktion nach akuter Exazerbation (mod. n. (7)). CRQ: *Chronic Respiratory Questionnaire.*

Auch für das Ausmaß der Erholung der Lungenfunktion nach Exazerbation scheint eine Abhängigkeit von der Schwere der Funktionseinschränkung während des akuten Ereignisses zu bestehen. Darüberhinaus ist die Erholung der Lungenfunktion an den Verlauf systemischer inflammatorischer Marker gekoppelt (13).

Wenngleich der prospektive Nachweis eines unmittelbaren Zusammenhangs zwischen Exazerbationshäufigkeit und Progression der Atemwegsobstruktion, gemessen am jährlichen FEV_1-Verlust, bislang nicht erbracht wurde, erscheint ein solcher Zusammenhang dennoch logisch und wahrscheinlich. Exazerbationen führen zu einem transienten Anstieg pulmonaler und systemischer Inflammation, die potentiell Langzeitschäden der Lungenstruktur nach sich ziehen können. In der Tat belegen *post hoc*-Analysen groß angelegter COPD-Langzeitstudien, dass Patienten mit häufigen Exazerbationen im Vergleich zu solchen ohne Exazerbationshintergrund einen beschleunigten jährlichen FEV_1-Verlust aufweisen (11, 14) (☞ Abb. 3.11).

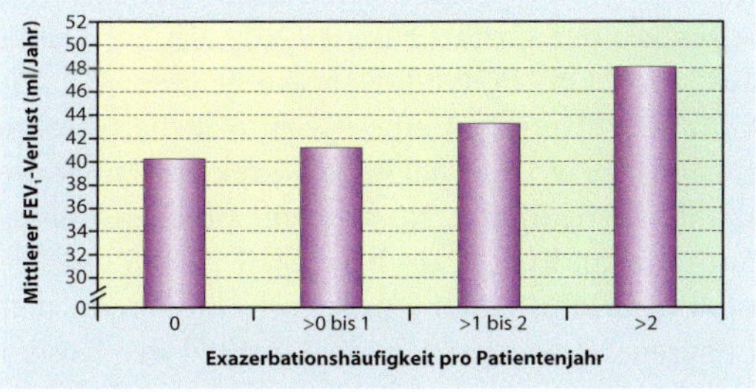

Abb. 3.11: Jährlicher FEV_1-Verlust in Abhängigkeit von der Exazerbationshäufigkeit (UPLIFT-Studie) (mod. n. (11)).

Auch in der Longitudinalstudie ECLIPSE (*Evaluation of COPD Longitudinally to Identify Predictive Surrogate Endpoints*) konnte ein – jedoch nur schwach ausgeprägter – Zusammenhang zwischen Exazerbationshäufigkeit und FEV_1-Verlust gezeigt werden (15). Häufige Exazerbationen sind zudem mit verstärkter Emphysemprogression assoziiert (16). Neuere Untersuchungen weisen darauf hin, dass die Progression der COPD hinsichtlich des jährlichen FEV_1-Verlustes variabel ist und nicht alle Patienten gleichmäßig betrifft. Ein grundsätzlicher Zusammenhang zwischen Exazerbationshäufigkeit und Progression der COPD ist daher möglicherweise nur in bestimmten Populationen gegeben. Im Sinne einer "umgekehrten Beweisführung" konnte in einer Metaanalyse mehrerer Studien belegt werden, dass ICS-haltige Therapien mit präventivem Effekt auf Exazerbationen auch zu einer Verlangsamung des jährlichen FEV_1-Verlustes führen (32). Auch wenn die mittlere jährliche Differenz mit ca. 7 ml/Jahr klein erscheint, summiert sich dieser Effekt bei einer chronischen Erkrankung wie COPD im Verlauf auf und kann bereits nach einigen Jahren die klinische Relevanzschwelle erreichen.

3.6. Bedeutung von Rezidiven einer akuten Exazerbationen

Rezidive der akuten Exazerbation beeinträchtigen die Erholung vom ursprünglichen Ereignis in beträchtlichem Maß. Folgt ein Rezidiv in enger zeitlicher Beziehung zum Erstereignis, so ist eine Abgrenzung von diesem im klinischen Alltag häufig schwierig, insbesondere bei Patienten mit prolongierter Erholungsphase. Neuere Arbeiten weisen jedoch darauf hin, dass Exazerbationen keiner zeitlichen Zufallsverteilung folgen, sondern vielmehr Ereignis-"*Cluster*" darstellen. Dies liegt zum einen in einer saisonalen Häufung von Exazerbationen (Wintermonate) begründet, zum anderen aber begünstigen abgelaufene Exazerbationen selber wiederum prospektiv das Auftreten erneuter, rezidivierender Exazerbationen. So erklärt sich die Häufung von Exazerbationen in bestimmten Patientengruppen bzw. das weitgehende Fehlen derartiger Ereignisse in anderen ("*frequent* vs. *infrequent* bzw. *non-exacerbator*" (22)). Hurst und Mitarbeiter beschrieben eine Phase von 8 Wochen nach Exazerbation, in der ein erhöhtes Risiko für eine erneute Exazerbation besteht und folgerten hieraus die Notwendigkeit einer zielgerichteten therapeutischen Intervention innerhalb dieser kritischen Phase (23). Diese Daten konnten durch die Untersuchungen von Suissa et al. (19) untermauert bzw. erweitert werden. In dieser Arbeit konnte zunächst eine dramatische Zunahme der Mortalität in den ersten 7 Tragen nach der ersten schweren, hospitalisierungsbedürftigen Exazerbation dokumentiert werden (s.o.). Zugleich wiesen die Autoren nach, dass ab der zweiten schweren COPD-Exazerbation eines Patienten eine überproportionale Zunahme des Risikos für weitere Exazerbationen eintritt, sich zudem die Zeitabstände zwischen schweren Exazerbationen erheblich verkürzen und gleichzeitig Überlebenswahrscheinlichkeit und Gesundheitsstatus deutlich abnehmen (☞ Abb. 3.12). Zukünftige Strategien sollten daher insbesondere auf die Vermeidung der frühen Krankenhaussterblichkeit einerseits, andererseits langfristig auf die Verhinderung bereits der ersten, spätestens jedoch der zweiten schweren Exazerbation zielen. Hier ist insbesondere die zeitnahe Anpassung der inhalativen Langzeittherapie nach Exazerbation angezeigt. Neuere Untersuchungen legen nahe, dass eine verzögerte Therapieanpassung nach Exazerbation mit einem erhöhten Risiko für Re-Exazerbationen und -Hospitalisierungen einhergeht (33).

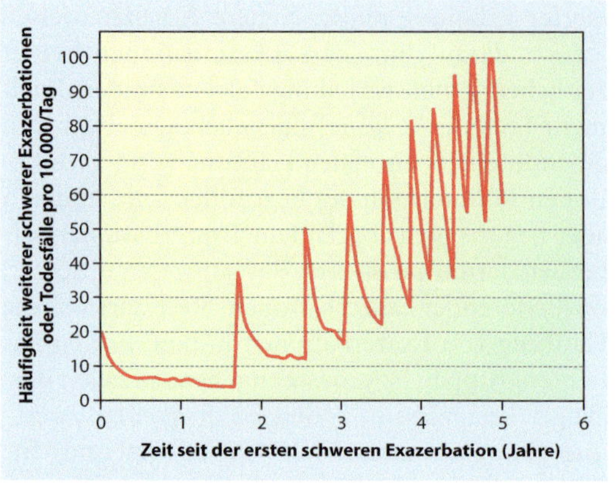

Abb. 3.12: Zeitverlauf für das Risiko für schwere Exazerbation bzw. Tod (Ereignisrate) nach einer ersten schweren Exazerbation. Insbesondere nach der zweiten schweren Exazerbation nimmt das Zeitintervall dramatisch ab, gleichzeitig die Ereignisrate für schwere Exazerbationen und/oder Tod erheblich zu.

3.7. Kosten

Exazerbationen der COPD haben neben den individuellen medizinischen Konsequenzen auch erhebliche Auswirkungen auf gesundheitsökonomische Aspekte. Obwohl nur ein kleinerer Teil der Patienten mit COPD-Exazerbation hospitalisiert werden muss, stellte die akute Exazerbation dennoch jüngeren Untersuchungen zufolge im Jahr 2010 den zweithäufigsten Grund für eine Notfall-Krankenhauseinweisung in Großbritannien dar (24). In den USA haben Exazerbationen geschätzte 110.000 Todesfälle und über 500.000 Krankenhauseinweisungen jährlich zur Folge. Neben indirekten Kosten entstehen so auch umfangreiche direkte Kosten der medizinischen Versorgung, wobei 58 % dieser direkten Kosten durch die Krankenhausbehandlung verursacht worden. Nach Schätzungen des *National Heart, Lung, and Blood Institute* betrugen die direkten Kosten der COPD für das Jahr 2010 USD 29,5 Mrd., davon gingen USD 13,2 Mrd. zu Lasten der Krankenhausbehandlung (25).

Für Deutschland wiesen Krankenhausstatistiken im Zeitraum von 1996-2000 für alle obstruktiven Atemwegserkrankungen 2,7 Mio. Krankenhaustage auf, wobei davon ausgegangen werden muss, dass der weitaus größte Teil zu Lasten der COPD bzw. der Exazerbation geht. Geschätzte Krankheitskosten der COPD in Deutschland wurden mit EUR 4,5 Mrd. für direkte und EUR 3,94 Mrd. für indirekte Kosten beziffert. Bei den direkten Kosten waren die Kosten der Krankenhausbehandlung mit 31,6 % der Gesamtkosten nach Arzneimittelausgaben der größte Faktor (26). Neuere Daten aus der COSYCONET-Kohorte zeigten je nach GOLD-Schweregrad eine bis zu 6-fache (direkte Kosten) bzw. 5,61-fache (indirekte) Zunahme krankheitsbedingter Kosten, entsprechend einer Summe von EUR 8.924 bzw. EUR 27.658 pro Patient und Jahr. Auch wurde insbesondere in den höheren Schweregraden der Großteil der Kosten durch Krankenhausaufenthalte verursacht (34). Inflationsbereinigt nahmen die durch COPD bedingten Kosten jährlich um 5 % zu. Dabei waren häufige Exazerbationen und Komorbiditäten der wichtigste Prädiktor einer jährlichen Kostensteigerung (35).

Die Zahlen belegen eindeutig, dass die generelle Schwere der COPD-Erkrankung und insbesondere die Häufigkeit und Schwere von Exazerbationen die Hauptkostentreiber der durch COPD verursachten Gesamtkosten für das Gesundheitssystem sind (27). Dies unterstreicht die Bedeutung der Exazerbationsprävention als zentrales therapeutisches Ziel bei COPD.

3.8. Literatur

1. Langsetmo L, Platt RW, Ernst P, Bourbeau J. Underreporting exacerbation of chronic obstructive pulmonary disease in a longitudinal cohort. Am J Respir Crit Care Med 2008;177:396-401.

2. Seneff MG, Wagner DP, Wagner RP et al. Hospital and 1-year survival of patients admitted to intensive care units with acute exacerbation of chronic obstructive pulmonary disease. JAMA 1995; 274:1852-7.

3. Murata GH, Gorby MS, Chick TW, Halperin AK. Treatment of decompensated chronic obstructive pulmonary disease in the emergency department: correlation between clinical features and prognosis. Ann Emerg Med 1991;20:125-9.

4. Adams SG, Melo J, Luther M, Anzueto A. Antibiotics are associated with lower relapse rates in outpatients with acute exacerbations of COPD. Chest 2000;117: 1345-52.

5. Miravitlles M, Anzueto A, Legnani D et al. Patient's perception of exacerbations of COPD: the PERCEIVE study. Respir Med 2007;101:453-60.

6. Seemungal TAR, Donaldson GC, Bhowmik A et al. Time course and recovery of exacerbations in patients

with chronic obstructive pulmonary disease. Am J Respir Crit Care Med 2000;161:1608-13.

7. Parker CM, Voduc N, Aaron SD et al. Physiological changes during symptom recovery from moderate exacerbations of COPD. Eur Respir J 2005;26:420-8.

8. Pitta F, Troosters T, Probst VS et al. Physical activity and hospitalization for exacerbation of COPD. Chest 2006;129:536-44.

9. Cote CG, Dordelly LJ, Celli BR. Impact of COPD exacerbations on patient-centered outcomes. Chest 2007; 131:696-704.

10. Seemungal TAR, Donaldson GC, Paul EA et al. Effect of exacerbation on quality of life in patients with chronic obstructive pulmonary disease. Am J Respir Crit Care Med 1998;157:1418-22.

11. Tashkin DP, Celli BR, Senn S et al. A 4-year trial of tiotropium in chronic obstructive pulmonary disease. N Engl J Med 2008;359:1543-53.

12. Spencer S, Calverley PMA, Burge PS, Jones PW. Impact of preventing exacerbations on deterioration of health status in COPD. Eur Respir J 2004;23:698-702.

13. Pinto-Plata VM, Livnat G, Girish M et al. Systemic cytokines, clinical and physiological changes in patients hospitalized for exacerbation of COPD. Chest 2007; 131:37-43.

14. Celli BR, Thomas NE, Anderson JA et al. Effect of pharmacotherapy on rate of decline of lung function in chronic obstructive pulmonary disease. Am J Respir Crit Care Med 2008;178:332-8.

15. Vestbo J, Edwards LD, Scanlon PD et al. Changes in forced expiratory volume in 1 second over time in COPD. N Engl J Med 2011;365:1184-92.

16. Tanabe N, Muro S, Hirai T et al. Impact of exacerbations on emphysema progression in chronic obstructive pulmonary disease. Am J Respir Crit Care Med 2011; 183:1653-9.

17. Soler-Cataluna JJ, Martinez-Garcia MÅ, Roman Sanchez P et al. Severe acute exacerbations and mortality in patients with chronic obstructive pulmonary disease. Thorax 2005;60:925-31.

18. Connors AF, Dawson NV, Thomas C et al. Outcomes following acute exacerbation of severe chronic obstructive lung disease. The SUPPORT investigators (Study to Understand Prognoses and Preferences for Outcomes and Risks of Treatments). Am J Respir Crit Care Med 1996;154:959-67.

19. Suissa S, Dell'Aniello S, Ernst P. Long-term natural history of chronic obstructive pulmonary disease: severe exacerbations and mortality. Thorax 2012;67:957-63.

20. Barba R, Zapatero A, Losa JE et al. The impact of weekends on outcome for acute exacerbations of COPD. Eur Respir J 2012;39:46-50.

21. Calverley PMA, Anderson JA, Celli BR et al. Salmeterol and fluticasone propionate and survival in chronic obstructive pulmonary disease. N Engl J Med 2007;356: 775-89.

22. Hurst JR, Vestbo J, Anzueto A et al. Susceptibility to exacerbation in chronic obstructive pulmonary disease. N Engl J Med 2010;363:1128-38.

23. Hurst JR, Donaldson GC, Quint JK et al. Temporal Clustering of Exacerbations in Chronic Obstructive Pulmonary Disease. Am J Respir Crit Care Med 2009;179: 369-74.

24. Anonymus. NICE: Chronic obstructive pulmonary disease: management of chronic obstructive pulmonary disease in adults in primary and secondary care. 2010. http://guidanceniceorguk/CG101/Guidance/pdf/English Date last updated: October 2011 2010.

25. Anonymus. NIH/NHLBI: Morbidity and Mortality: 2009 Chart Book on Cardiovascular, Lung, and Blood Diseases. Bethesda, MD:. http://wwwnhlbinihgov/resources/docs/2009_ChartBook_ 508pdf 2009.

26. Rychlik R, Pfeil T, Daniel D et al. Zur sozioökonomischen Relevanz akuter Exazerbationen der chronischen Bronchitis in der Bundesrepublik Deutschland. Dtsch med Wochenschr 2001;126:353-9.

27. Dalal AA, Christensen L, Liu F, Riedel AA. Direct costs of chronic obstructive pulmonary disease among managed care patients. Int J Chron Obstruct Pulmon Dis 2010;5:341-9.

28. Rothnie KJ, Müllerová H, Smeeth L et al. Natural history of chronic obstructive pulmonary disease exacerbations in a general practice-based population with chronic obstructive pulmonary disease. Am J Respir Crit Care Med 2018;198(4):464-471.

29. Kunisaki KM, Dransfield MT, Anderson JA et al. Exacerbations of chronic obstructive pulmonary disease and cardiac events. A post hoc cohort analysis from the SUMMIT randomized clinical trial. Am J Respir Crit Care Med 2018;198(1):51-57.

30. Dransfield MT, Criner GJ, Halpin DMG et al. Time-dependent risk of cardiovascular events following an exacerbation in patients with chronic obstructive pulmonary disease: Post hoc analysis from the IMPACT Trial. Journal of the American Heart Association 2022;11: e024350.

31. Rhodes K, Jenkins M, de Nigris E et al. Relationship between risk, cumulative burden of exacerbations and mortality in patients with COPD: modelling analysis using data from the ETHOS study. BMC Med Res Methodol 2022;22:150.

32. Celli BR, Anderson JA, Cowans NJ et al. Pharmacotherapy and lung function decline in patients with chronic obstructive pulmonary disease. A systematic review. Am J Respir Crit Care Med 2021;203(6):689-698.

33. Bogart M, Glassberg MB, Reinsch T et al. Impact of prompt versus delayed initiation of triple therapy post COPD exacerbation in a US-managed care setting. Respir Med 2018;145:138-144.

34. Wacker ME, Jörres RA, Schulz H et al. Direct and indirect costs of COPD and its comorbidities: Results from the German COSYCONET study. Respir Med 2016;111: 39-46.

35. Byng D, Lutter JI, Wacker ME et al. Determinants of healthcare utilization and costs in COPD patients: first longitudinal results from the German COPD cohort COSYCONET. Int J Chron Obstruct Pulmon Dis 2019; 14:1423-1439.

Therapie akuter Exazerbationen

4. Therapie akuter Exazerbationen

Im Folgenden werden die wesentlichen Eckpfeiler der leitliniengerechten Therapiestrategien einer COPD-Exazerbation dargestellt (1-4). Zudem werden zum Kapitelende exemplarisch Entwicklungen aufgezeigt, wie u.U. zukünftig eine solche behandelt werden könnte (☞ Tab. 4.1). Grundsätzlich hat die Exazerbationstherapie zwei wesentliche Ziele: den klinischen Verlaufpositiv zu beeinflussen, konkret den Schweregrade und die Dauer zu minimieren, und zukünftige Exazerbationen verhindern (Prophylaxe). Folgende Therapiestrategien stehend dabei zur Verfügung:

- Pharmakotherapie
  - Intensivierte Therapie mit Bronchodilatatoren
  - Kortikosteroide (systemisch)
  - Antibiotika unter bestimmten Voraussetzungen
- Supportive Therapieansätze
  - Stauerstoffgabe (inkl. *high-flow*)
  - nicht-invasive Beatmungstherapie
  - intensivmedizinische Maßnahmen inkl. der mechanischen Beatmung

Tab. 4.1: Mögliche Therapiemaßnahmen für die Behandlung der akuten COPD-Exazerbation (mod. n. (1)).

4.1. Pharmakotherapie

Die wichtigsten Elemente der Therapie der höhergradigen COPD-Exazerbation sind die intensivierte Therapie mit Bronchodilatativa und die Applikation systemischer Kortikosteroide. Antibiotika kommen in Betracht, sofern die Exazerbation einen bakteriellen Ursprung hat oder haben könnte. Die Gabe von Theophyllin ist obsolet, da der bronchodilatative Effekt unter dem von anderen Bronchodilatatoren liegt, Theophyllin viele Nebenwirkungen besitzt, die individuell unterschiedlich sein können und nicht sicher mit Serumspiegelkontrollen vorhersagbar sind. In der klinischen Praxis erhalten viele Patienten mit schwerer oder sehr schwerer COPD bereits eine Dauertherapie mit einem oder mehreren langwirksamen inhalativen Bronchodilatatoren. Die empfohlene Intensivierung der bronchodilatatorischen Behandlung ist bei diesen Patienten angesichts flacher Dosis-Wirkungs-Beziehung im Bereich hoher Dosen und steigendem Potential für unerwünschte Wirkungen daher naturgemäß begrenzt. Daher stellt sich insbesondere bei nicht hospitalisationsbedürftigen, leichten oder mittelschweren Exazerbationen die Frage nach zusätzlichen Therapieoptionen. In einer großen, prospektiven Exazerbationsstudie bei Patienten mit mittelschwerer bis sehr schwerer COPD wurden von >4000 (protokollgemäß definierten) Exazerbationen 17 % mit oralen Kortikoiden allein, 45 % mit Antibiotika allein und 38 % mit einer Kombination aus beidem behandelt (5).

4.1.1. Bronchodilatatoren

Eine intensivierte Gabe eines inhalativen kurz wirksamen β2-Mimetikums und/oder eines inhalativen kurzwirksamen Anticholinergikums sollte bei Exazerbationen jeden Schweregrades erfolgen (6). Für langwirksame Bronchodilatoren gibt es für die akute Exazerbationsbehandlung keine klinischen Studiendaten und somit keine Empfehlung, wenngleich anzunehmen ist, dass auch diese Substanzen wirksam sind. Die Applikation von inhalativen Bronchodilatatoren bei Patienten mit in der Exazerbation schwer beeinträchtigter Lungenfunktion und ausgeprägter Dyspnoe und Tachypnoe kann schwierig sein. Die Gründe hierfür sind z.B. Panik und Unruhe seitens des Patienten, Tachypnoe mit zu geringem inhalativem Atemfluss und -volumen, Koordinationsprobleme von Inspiration und inhalativer Medikamentenapplikation. Ungeachtet dieser Überlegungen fand eine systematische Übersicht keinen Wirkungsunterschied auf die FEV_1 im Vergleich von Dosieraerosolen (MDI) mit/ohne Spacer zu der inhalativen Medikamentengabe via Druckluftvernebler (7). Vergleichsuntersuchungen von Trockenpulverinhalationen zum MDI bei der COPD-Exazerbation gibt es leider nicht, so dass Leitlinien bzgl. der bevorzugten inhalativen Applikationsform keine Empfehlung formulierten.

Theophyllinpräparate sind nicht mehr empfohlen. Gründe hierfür sind die gegenüber β-Mimetika und Anticholinergika schwächere bronchodilatative Wirkung und die bekannten Nebenwirkun-

Outcome	Placebo-Gruppe (n=73)	Prednison-Gruppe (n=74)	p-Wert
FEV_1-Änderung von Tag 1 zu Tag 10 (%)	15 ± 31	34 ± 42	0,007
Transitional Dyspnea Index Score an Tag 10	2,07 ± 5,53	3,95 ± 4,62	0,004
Chronic Respiratory Disease Index Questionnaire			
- Mittlere Änderung pro Frage im Dyspnea Score von Tag 1 zu Tag 10	0,97 ± 1,83	1,69 ± 1,55	0,02
- Mittlere Änderung pro Frage im Gesamt-Score von Tag 1 zu Tag 10	1,04 ± 1,47	1,42 ± 1,43	0,14

Tab. 4.2: Klinische Effekte einer Behandlung mit systemischen Kortikosteroiden auf Lungenfunktion, Dyspnoe-Score und Lebensqualität an Tag 10 (mod. n. (16)).

gen, wie Herzrhythmusstörungen, gastrointestinale und zentralnervöse Effekte (8-11).

4.1.2. Kortikosteroide

Der Einsatz von systemischen Kortikosteroiden bei höhergradigen COPD-Exazerbationen ist in einer Reihe von placebokontrollierten, randomisierten und verblindeten Studien evaluiert worden. Dabei wurden verschiedene Dosierungen und Applikationswege (oral vs. parenteral) und verschiedene Therapiezeiträume untersucht. Die Studien zeigten zusammenfassend, dass Kortikosteroide die Lungenfunktion und den Sauerstoffpartialdruck verbessern, die Erholungszeit verkürzen und das Risiko eines Therapieversagens sowie die Zeit im Krankenhaus reduzieren (12-17) (☞ Abb. 4.1 und Tab. 4.2). Die inhalative Applikation spielt bei der COPD-Exazerbation wegen der fehlenden Sofortwirksamkeit keine Rolle. Allerdings zeigten Ställberg et al. (2009) bei Patienten mit einer akuten Exazerbation, die keine Hospitalisierung erforderte, dass die hoch dosierte inhalative Kombinationstherapie aus Budesonid und Formoterol wirkungsäquivalent zur oralen Kortikosteroidbehandlung ist.

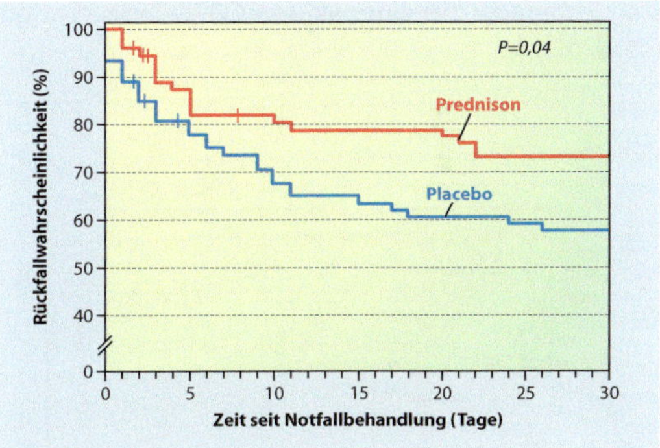

Abb. 4.1: Rückfallwahrscheinlichkeit einer COPD-Exazerbation nach Therapie mit systemischen Kortikosteroiden oder Placebo (mod. n. (16)).

Die GOLD 2023-Empfehlung und Leitlinien der Deutschen Gesellschaft für Pneumologie und Beatmungsmedizin sowie der Atemwegsliga empfehlen bei der Exazerbation eine systemische Kortikosteroiddosis von 20-40 mg/Tag Prednisolon-Äquivalent über eine Therapiedauer von 10-14 Tage. Leuppi et al. (2013) verglichen eine 5-tägige mit einer 14-tägigen Kortikosteroidtherapie, wobei ersterer im Hinblick auf Re-Exazerbationen, Überlebenswahrscheinlichkeit und Lungenfunktionsverlauf der zweiwöchigen Behandlung vergleichbar effektiv war (☞ Abb. 4.2 + 4.3). Das Therapiekonzept der kurzen Steroid-Stoßtherapie grundsätzlich attraktiv, da die steroidinduzierte Immunsuppression damit vermutlich geringer ausfällt.

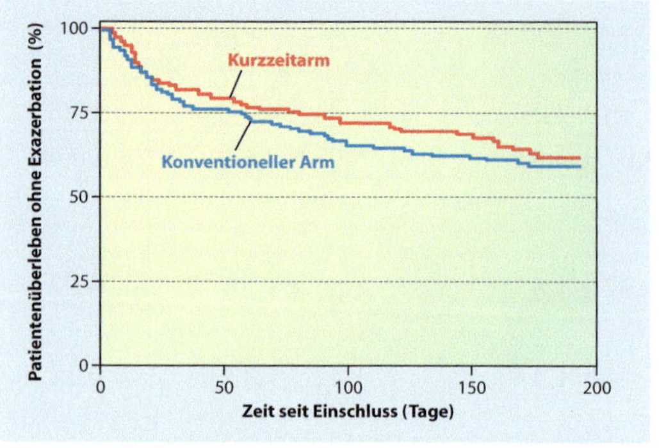

Abb. 4.2: Wirkungsäquivalenz in Bezug auf Tod und/oder Re-Exazerbation nach 14-tägiger (konventioneller Arm) vs. 5-tägiger (Kurzzeitarm) oraler Kortikosteroidtherapie bei einer akuten COPD-Exazerbation (mod. n. (18)).

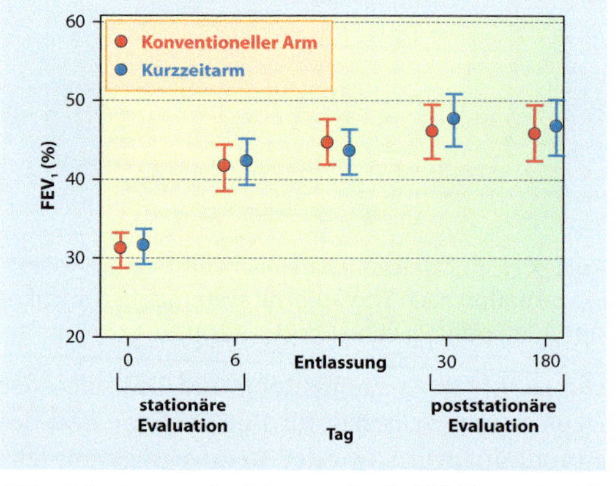

Abb. 4.3: Lungenfunktionsverlauf (FEV_1) nach 14-tägiger (konventioneller Arm) vs. 5-tägiger (Kurzzeitarm) oraler Kortikosteroidtherapie einer akuten COPD-Exazerbation (mod. n. (18)).

4.1.3. Antibiotika

Obwohl es viele Hinweise dafür gibt, dass Mikroben eine Exazerbation auslösen können, gibt es keine Empfehlung zum generellen Einsatz bei der Exazerbation. Ein Großteil der Unsicherheit resultiert aus Studien mit unzureichendem Studiendesign (fehlende Differenzierung zwischen Exazerbationen einer "einfachen" chronischen Bronchitis gegenüber COPD-Exazerbationen, leichte versus schwere Exazerbationen, Stratifizierung nach COPD-Schweregrad und/oder Begleiterkrankungen, fehlende Placebo-Kontrolle). In einer Fülle von Studien zur Effektivität einer antimikrobiellen Therapie bei der COPD-Exazerbationen wurden vor allem folgende Endpunktparameter gewählt, z.B. Anzahl der Krankheitstage, Hospitalisationsdauer, Rückfallquote innerhalb eines definierten Beobachtungszeitraums, spezifische Symptomscores und das Pneumonie-freie Intervall, insbesondere bei hospitalisationspflichtigen schweren Exazerbationen auch die Mortalität. Eine Studie bei Exazerbationen, die eine Beatmung (nicht-invasiv und invasiv) erforderlich machten, ergab, dass das Nichtgeben von Antibiotika mit einer gesteigerten Mortalität und einer größeren Inzidenz von nosokomialen Pneumonien vergesellschaftet war (23). Die fehlende Antibiotikagabe war auch in einer anderen, retrospektiven Studie zu COPD-Exazerbationen der Hauptrisikofaktor für einen "Rückfall" der Exazerbation, wobei Rückfall ("*relapse*") als erneute Arztvisite mit persistierender Symptomatik innerhalb von 14 Tagen nach Erstkontakt definiert war (24). Der Effekt der Antibiotikatherapie war unabhängig vom Schweregrad der COPD oder vom Exazerbationsmuster (39, ☞ Kap. 1.). Unter denjenigen Patienten, die antibiotisch behandelt wurden, hatten diejenigen unter Amoxycillin-Monotherapie gegenüber anderen Substanzen eine erhöhte Rückfallquote, offenbar bedingt durch eine erhöhte Keimresistenz bei höhergradig erkrankten und komorbiden Patienten.

Bei COPD-Patienten mit schwerer, hospitalisationspflichtiger Exazerbation konnten Daniels et al. die Überlegenheit einer antibiotischen Behandlung zusätzlich zu systemischen Kortikosteroiden bei 223 COPD-Patienten belegen (25). Auch hier war der Nutzen jedoch auf bestimmte Subgruppen beschränkt: nach 10 Tagen war der klinische Erfolg unter Antibiotikagabe (Doxycyclin 200 mg täglich) bei solchen Patienten nachweisbar, die einen Exazerbationstyp I nach Anthonisen sowie ein erhöhtes CRP bei Aufnahme (*Cut-off*>50 mg/l) aufwiesen, was den Verdacht nahelegt, dass hier möglicherweise in vielen Fällen eine Pneumonie vorlag. Die Schwere der Lungenfunktionseinschränkung war hingegen nicht bedeutsam (☞ Abb. 4.4).

Idealerweise sollte insbesondere bei einer schweren Exazerbation vor dem ersten (kalkulierten) Antibiotikaeinsatz Material für eine mikrobiologische Analyse gewonnen werden. Da die Analyse einige Tage in Anspruch nehmen wird, kann aber nach 2-3 Tagen nach dann vorliegendem Antibiogramm insbesondere bei Therapieversagen die antimikrobielle Therapie justiert werden. In der Summe sollten Antibiotika nur dann eingesetzt werden, wenn eine bakterielle Infektion exazerbationsbestimmend ist oder sein könnte – konkret: gesteigerte Sputummenge und -purulenz, Fieber, positive Entzündungsparameter in der Laborchemie oder eine begleitende Pneumonie (20-22). Das Serum-Procalcitonin ist dabei ein hilfreicher Marker. Bei einem Wert <0,1 ng/ml kann nach der Empfehlung der deutschen S3-Leitlinie zu unteren Atemwegsinfektionen auf eine Antibiotikagabe verzichtet werden (26). Daneben kommen Antibiotika bei sehr kranken Patienten zum Einsatz, die wegen ihrer Exazerbation intensivmedizinisch betreut werden müssen.

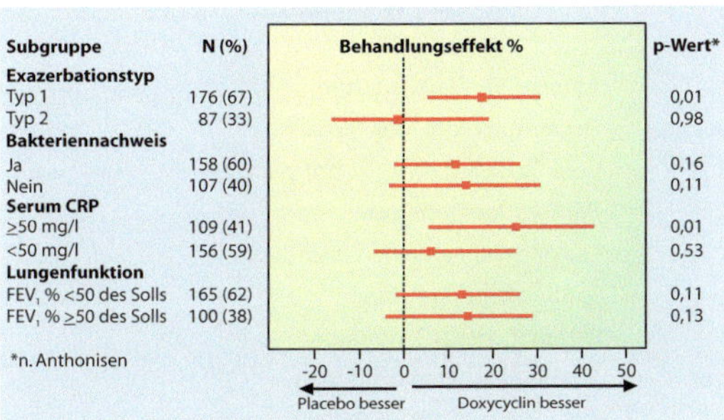

Abb. 4.4: Effekt der Antibiotikagabe nach 10 Tagen Behandlung (schwere hospitalisationspflichtige Exazerbation) (mod. n. (25)).

Die Dauer der Antibiotikatherapie einer akuten bakteriellen Exazerbation liegt in der Regel bei 5-8 Tagen und ist damit äquivalent zur Therapie einer ambulant erworbenen Pneumonie (26). Bei fehlendem Ansprechen der initial meist kalkulierten Therapie, was nach spätestens 3 Tagen durch persistierendes Fieber und/oder Serumentzündungsmarker und fehlende klinische Besserung erkennbar ist, sollte die Medikation abgesetzt und nach einer Behandlungspause von ca. 1-2 Tagen eine mikrobiologische Diagnostik (Blutkulturen, Nasen-Rachen-Abstrich, Sputum) durchgeführt werden, sofern nicht eine Analyse vor Therapiebeginn initiiert wurde (s.o.). Die am häufigsten bei akuter COPD-Exazerbation isolierten Erreger sind: *Haemophilus influenzae/parainfluenzae, Moraxella catarrhalis* und Pneumokokken. Der initiale Einsatz des einzusetzenden Antibiotikapräparates muss daher insbesondere diese Keime berücksichtigen. Atypische Erreger wie *Myocplasma* oder *Chlamydia* werden hingegen seltener gefunden (27). Bei häufig rezidivierenden Exazerbationen ist insbesondere bei Patienten mit Schweregrad GOLD-2023 4 (FEV_1 <30 % des Sollwertes) und/oder Patienten mit einer begleitenden Bronchiektasenerkrankung häufiger mit Problemkeimen, wie *Pseudomonas spp.* oder gramnegativen Enterobakterien zu rechnen (☞ Abb. 4.5).

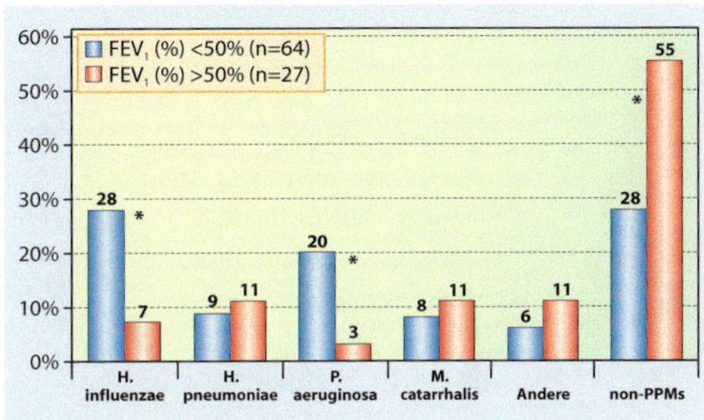

Abb. 4.5: Keimisolate im Sputum bei akuter COPD-Exazerbation in Abhängigkeit vom COPD-Schweregrad (nach GOLD 2023 und FEV_1-Einschränkung) (PPM = potentiell pathogene Mikroorganismen) (mod. n. (27)).

Bei COPD-Patienten mit leichtem oder mittelschwerem Schweregrad sind primär Aminopenicilline (ggf. plus Betalaktamaseinhibitoren) empfohlen. Alternativ können Tetrazykline, Oralcephalosporine oder Makrolide eingesetzt werden. Patienten mit schwerer oder sehr schwerer COPD und dem dabei zu erwartenden Problemkeimen sind hingegen Aminopenicilline plus Betalaktamaseinhibitor oder Fluorchinolone mit Pneumokokkenwirksamkeit (Levofloxacin, Moxifloxacin) empfohlen (4, 26). Siddiqi und Seethi (28) entwarfen einen klinischen Therapiealgorithmus für die Antibiotikatherapie bei akuter COPD-Exazerbation, der sich gut als praktische Richtschnur eignet (☞ Abb. 4.6, unter Berücksichtigung lokaler Faktoren wie Resistenzen etc.).

4.1.4. Inhibition der Phosphodiesterase-4

Der selektive Phosphodiesterase-4-Inhibitor Roflumilast ist für die Behandlung der stabilen COPD bei Patienten mit schwerer und sehr schwerer Erkrankung und begleitender chronischen Bronchitis zugelassen (29). Er wird anti-inflammatorisch, wirkt prophylaktisch durch die Senkung der Exa-

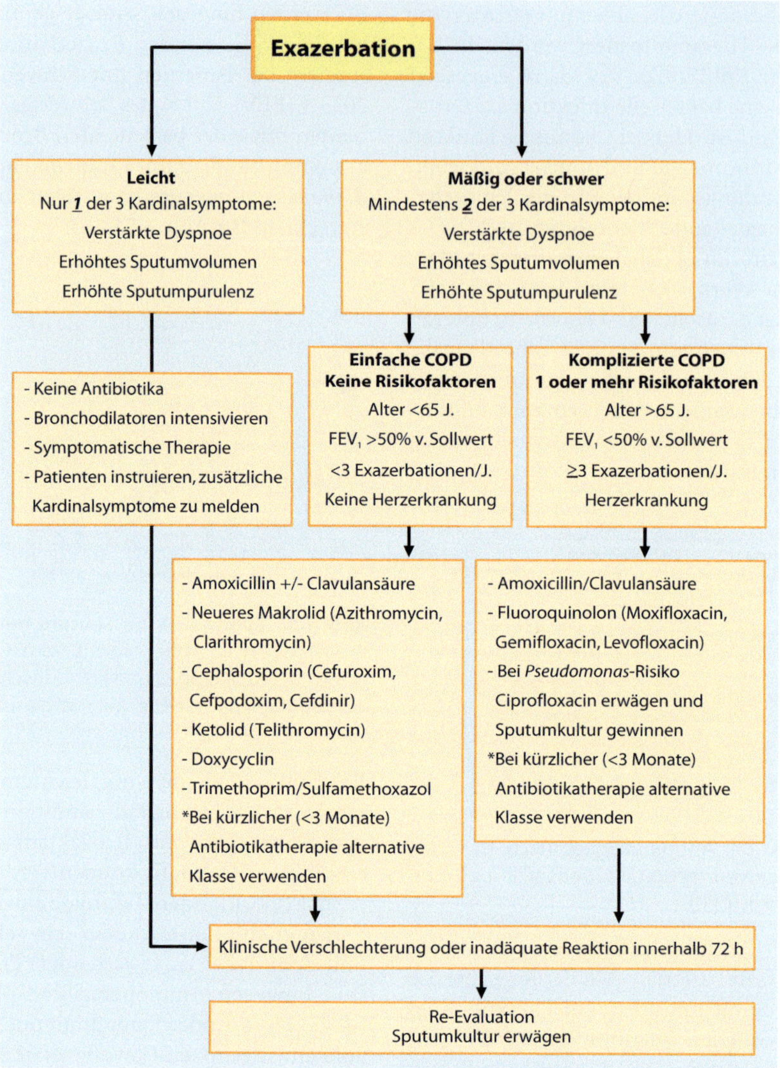

Abb. 4.6: Algorithmus für eine Antibiotikabehandlung bei akuter COPD-Exazerbation (mod. n. (28)).

zerbationsrate, führt allerdings häufig zu gastrointestinalen Nebenwirkungen. Roflumilast ist nicht für die Therapie der akuten COPD-Exazerbation zugelassen (40).

4.2. Nicht-medikamentöse Therapie

Sauerstoff

Die Supplementierung mit Sauerstoff ist eine *conditio sine qua non* in der Akutversorgung von Patienten mit einer akuten COPD-Exazerbation in der Krankenhaus-Notaufnahme (30). Die Sauerstoffgabe darf nur unter einem Patientenmonitoring erfolgen, da insbesondere bei Patienten mit chronischer respiratorischer Globalinsuffizienz das $PaCO_2$ ansteigen kann. Im schlimmsten Falle drohen eine CO_2-Narkose mit Atemstillstand. Initial wird zunächst niedrigdosiert mit 0,5 l O_2/min begonnen und die Sauerstoffzufuhr so gesteigert, dass eine Sauerstoffsättigung von 90 % bzw. ein PaO_2 von ca. 60 mmHg erreicht wird (31). Sofern der pH nicht abfällt (Ziel-pH >7,30) und der Patient vigilant bleibt, kann sowohl eine leichte Hyperkapnie als auch eine leichte Hypoxie (PaO_2 60 mmHg) toleriert werden.

Komplikationen und klinische Aspekte	Invasive Beatmung	Nichtinvasive Beatmung
Ventilator- (Tubus-) assoziierte Pneumonie	Anstieg des Risikos ab dem 3.-4. Tag der Beatmung	Selten
Tubusbedingte zusätzliche Atemarbeit	Ja (während Spontantmung und im Falle unzureichender Tubuskompensation)	Nein
Tracheale Früh- und Spätschäden	Ja	Nein
Sedierung	Häufig notwendig	Selten erforderlich
Intermittierende Applikation	Selten möglich	Häufig möglich
Effektives Husten möglich	Nein	Ja
Essen und Trinken möglich	Erschwert (Tracheostoma) bzw. Nein (Intubation)	Ja
Kommunikation möglich	Erschwert	Ja
Aurechte Körperposition	Nur begrenzt realisierbar	Häufig möglich
Schwierige Entwöhnung vom Respirator	10-20 %	Selten
Zugang zu den Atemwegen	Direkt	Erschwert
Druckstellen im Gesichtsbereich	Nein	Gelegentlich
CO_2-Rückatmung	Nein	Selten
Leckage	Kaum	Mehr oder weniger stark meistens vorhanden
Aerophagie	Kaum	Gelegentlich

Tab. 4.3: Unterschiede der Beatmungsformen (Quelle: S3-Leitlinie "Nicht-invasive Beatmung" AWMF www.awmf.org).

4.2.1. Nicht-invasive Beatmung

Nicht-invasive Beatmung (NIV) kommt insbesondere bei Patienten mit respiratorischer Globalinsuffizienz und Azidose in Betracht. Domäne der NIV sind Erkrankungen, die zum Versagen der Atempumpe führen. Darüber hinaus ist sie bei der Entwöhnung ("*weaning*") von der invasiven Beatmung hilfreich. Prinzip ist die supportive Atmungsunterstützung durch Reduktion der Atemarbeit. Im Gegensatz dazu übernimmt die invasive, mechanische Beatmung die Atemarbeit beim intubierten und sedierten Patienten komplett. Tab. 4.3 stellt die Charakteristika der invasiven Beatmung und der NIV gegenüber.

Absolute Kontraindikationen für die NIV sind: fehlende Spontanatmung, Schnappatmung, fixierte oder funktionelle Verlegung der Atemwege inkl. Blutungen.

Relative Kontraindikationen sind: Koma, ausgeprägte Agitation, Sekretverhalt größeren Ausmaßes, schwergradige Hypoxämie oder Azidose (pH <7,1), hämodynamische Instabilität wie bei kardiogenem Schock, anatomische und/oder subjektive Interface-Inkompatibilität.

Hyperkapnische akute respiratorische Insuffizienz

Die NIV sollte bei einer klinisch bedeutsamen Hyperkapnie frühzeitig eingesetzt werden, sofern der pH zwischen 7,30 und 7,5 liegt. Dabei kommt standardmäßig eine druckgesteuerte Bilevel-Beatmungsform zum Einsatz (s.u.). Häufig tolerieren die Patienten die Maske schlecht, weswegen diese Beatmung personalintensiv ist und es durchaus 2 Stunden dauern kann, bis sich eine Stabilität oder Verbesserung der klinischen und Atemparameter einstellen. Folgende Erfolgsparameter sprechen für eine erfolgreiche NIV:

- Abnahme der Dyspnoe des Patienten
- Viggilanzverbesserung
- Abnahme der Hyperventilation
- Reduktion der Tachykardie
- Reduktion des pCO_2 mit Anstieg des pH

- Besserung der Oxigenierung (Zunahme des SaO_2 ≥85 %)

Stellt sich keine Verbesserung ein oder wird eine Verschlechterung dieser Parameter beobachtet, muss der Patient intubiert und invasiv beatmet werden. Bei einem pH >7,35 besteht auch bei Hyperkapnie keine NIV-Indikation. Auch bei einer formal schwergradigen Azidose mit einem pH <7,25 kann zunächst ein NIV-Therapieversuch erfolgen. Als Therapie des chronischen respiratorischen Versagens im Rahmen einer COPD-Exazerbation ist der Therapieversuch mit einer länger dauernden NIV einschließlich der Überleitung in eine häusliche Beatmung möglich. Durch kontrollierte Studien belegt ist der Nutzen der NIV auf folgende Parameter: Therapie der Azidose, Senkung des $PaCO_2$, der Atemarbeit und der Atemfrequenz, Reduktion der Dauer des Krankenhausaufenthalts und Risiko für die Entwicklung einer nosokomialen Pneumonie. Auch die Häufigkeit der Notwendigkeit zur Intubation und die Mortalität konnten in Studien mit bis zu –80 % signifikant reduziert werden (34-38).

Entwöhnung in der Postextubationsphase

Invasiv beatmete COPD-Patienten sollten, eine NIV-Fähigkeit vorausgesetzt, so schnell wie möglich entwöhnt (*Weaning*) werden. Die NIV unterstützt dabei den *Weaning*-Prozess. In der Postextubationsphase nach einer über 2-tägigen andauernden invasiven Beatmung sollten die Patienten zur Vermeidung eines Rückfalls in das hyperkapnische Versagen (z.B. wegen der drohenden Erschöpfung) prophylaktisch mit z.B. einer nächtlichen NIV behandelt werden. Für einen solchen Rückfall prädisponieren neben der Länge der invasiven Beatmungszeit insbesondere ein höheres Lebensalter (>65 Jahre), eine begleitende Herzkrankheit, mehr als ein vergeblicher Entwöhnungsversuch, eine Hyperkapnie (pCO_2 >45 mmHg) zum Zeitpunkt der Extubation, APACHE-Score >12 bei Extubation, ein schwacher Hustenreflex und ein Stridor.

Technische Aspekte der NIV

Die bevorzugte Beatmungsform ist die Positivdruckbeatmung mit inspiratorischer Druckunterstützung (d.h. assistierter Modus, IPAP), kombiniert mit PEEP (EPAP, zusammen *Bilevel*-Druckbeatmung) mit einer *Back-up*-Frequenz zwecks Apnoeschutz. Die volumenkontrollierte Beatmung wird nur selten eingesetzt. Bei einer begleitenden Hypoxämie (pO_2 <60 mmHg) wird über die Nase oder dem NIV-Gerät zusätzlicher Sauerstoff appliziert. Die Zielsättigung kann bei COPD-Patienten niedrig gewählt werden (SaO_2 85-90 %). Die NIV erfordert sowohl von ärztlicher als auch von der pflegerischen Seite erfahrenes Personal und eine entsprechende Überwachungsstation, z.B. *Intermediate Care* oder Intensivstation. Bei einer stabilen chronischen Hyperkapnie ist eine NIV sowohl im kontrollierten (= starre Atemfrequenzvorgabe) als auch im assistierten Modus möglich. Typischerweise wird bei den COPD-Patienten der Spitzendruck zwischen 15 und 25 cm H_2O und mit einem PEEP von 3-6 cm H_2O (bei hypoxischem Versagen PEEP 10-12 cm H_2O) eingestellt. Ist der Patient agitiert kann zur Besseren NIV-Einstellung und Geräteadaptation, ein entsprechendes Monitoring vorausgesetzt, z.B. mit Morphin sediert werden Die Blutgasanalyse muss bei der Ersteinstellung engmaschig erfolgen, z.B. nach 30, 60 und 120 Minuten. Zum kontinuierlichen PCO_2-Monitoring eignet sich die Kapnographie. Nach erfolgreicher NIV-Einstellung reicht bei dem stabilisierten Patienten die SaO_2-Messung aus.

Trainingstherapie

Nach durchstandener COPD-Exazerbation hat sich die anschließende fachpneumologische Rehabilitationsmaßnahme (Anschlussheilbehandlung) etabliert (41, 42). Bereits in der Klinik sollte frühzeitig mit der Krankengymnastik, einer physiotherapeutischen Mobilisierung und Atemtherapie begonnen werden. In einer Studie zeigte sich, dass dieses Vorgehen zu einer signifikanten Verbesserung der Kraft des M. quadriceps und der 6-Minuten-Gehstrecke führt (32). Leider sind viele Patienten, vor allem die in höherem Lebensalter auch wegen ihrer Komorbiditäten zu einem derartigen Vorgehen nicht in der Lage. Für diese stark eingeschränkten Patienten bleiben passive Trainingsverfahren wie die neuromuskuläre Elektrostimulation und geriatrische Behandlungsverfahren (33).

4.3. Literatur

1. Vestbo J, Hurd SS, Agustí AG et al. Global strategy for the diagnosis, management, and prevention of chronic obstructive pulmonary disease: GOLD executive summary. Am J Respir Crit Care Med 2013;187:347-65.

2. National Clinical Guideline Centre. (2010) Chronic obstructive pulmonary disease: management of chronic obstructive pulmonary disease in adults in primary and secondary care. London: National Clinical Guideline Centre. Available from: http://guidance.nice.org.uk/CG101/Guidance/pdf/English.

3. Nationale Versorgungsleitlinie COPD, Version 2012, http://www.copd.versorgungsleitlinien.de.

4. Vogelmeier C, Buhl R, Criée CP et al. Deutsche Atemwegsliga; Deutsche Gesellschaft für Pneumologie und Beatmungsmedizin. Leitlinie der Deutschen Atemwegsliga und der Deutschen Gesellschaft für Pneumologie und Beatmungsmedizin zur Diagnostik und Therapie von Patienten mit chronisch obstruktiver Bronchitis und Lungenemphysem (COPD) Pneumologie 2007;61:e1-40.

5. Vogelmeier C, Hederer B, Glaab T et al. Tiotropium versus salmeterol for the prevention of exacerbations of COPD. N Engl J Med 2011;364:1093-103.

6. Centanni S, Santus P, Casanova F et al. Bronchodilating effect of oxitropium bromide in heart disease patients with exacerbations of COPD: double-blind, randomized, controlled study. Respir Med 2002;96:137-41.

7. Turner MO, Patel A, Ginsburg S, FitzGerald JM. Bronchodilator delivery in acute airflow obstruction. A meta-analysis.Arch Intern Med. 1997; 7:1736-44.

8. Lloberes P, Ramis L, Montserrat JM et al. Effect of three different bronchodilators during an exacerbation of chronic obstructive pulmonary disease. Eur Respir J 1988;1:536-9,

9. Mahon JL, Laupacis A, Hodder RV et al. Theophylline for irreversible chronic airflow limitation: a randomized study comparing n of 1 trials to standard practice. Chest 1999;115:38-48.

10. Barr RG, Rowe BH, Camargo CA, Jr. Methylxanthines for exacerbations of chronic obstructive pulmonary disease: meta-analysis of randomised trials. BMJ 2003;327:643.

11. Duffy N, Walker P, Diamantea F et al. Intravenous aminophylline in patients admitted to hospital with non-acidotic exacerbations of chronic obstructive pulmonary disease: a prospective randomised controlled trial. Thorax 2005;60:713-7.

12. Davies L, Angus RM, Calverley PM. Oral corticosteroids in patients admitted to hospital with exacerbations of chronic obstructive pulmonary disease: a prospective randomised controlled trial. Lancet 1999;354:456-60.

13. Maltais F, Ostinelli J, Bourbeau J et al. Comparison of nebulized budesonide and oral prednisolone with placebo in the treatment of acute exacerbations of chronic obstructive pulmonary disease: a randomized controlled trial. Am J Respir Crit Care Med 2002;165:698-703.

14. Niewoehner DE, Erbland ML, Deupree RH et al. Effect of systemic glucocorticoids on exacerbations of chronic obstructive pulmonary disease. Department of Veterans Affairs Cooperative Study Group. N Engl J Med 1999;340:1941-7.

15. Thompson WH, Nielson CP, Carvalho P et al. Controlled trial of oral prednisone in outpatients with acute COPD exacerbation. Am J Respir Crit Care Med 1996; 154:407-12.

16. Aaron SD, Vandemheen KL, Hebert P et al. Outpatient oral prednisone after emergency treatment of chronic obstructive pulmonary disease. N Engl J Med 2003; 348:2618-25.

17. de Jong YP, Uil SM, Grotjohan HP et al. Oral or IV prednisolone in the treatment of COPD exacerbations: a randomized, controlled, double-blind study. Chest 2007;132:1741-7.

18. Leuppi JD, Schuetz P, Bingisser R et al. Short-term vs conventional glucocorticoid therapy in acute exacerbations of chronic obstructive pulmonary disease: the REDUCE randomized clinical trial. JAMA 2013;309: 2223-31.

19. Ställberg B, Selroos O, Vogelmeier C et al. Budesonide/formoterol as effective as prednisolone plus formoterol in acute exacerbations of COPD. A double-blind, randomised, non-inferiority, parallel-group, multicentre study. Respir Res 2009;10:11.

20. Stockley RA, O'Brien C, Pye A, Hill SL. Relationship of sputum color to nature and outpatient management of acute exacerbations of COPD. 2000. Chest 2009;136(5 Suppl):e30.

21. Ram FS, Rodriguez-Roisin R, Granados-Navarrete A et al. Antibiotics for exacerbations of chronic obstructive pulmonary disease. Cochrane Database Syst Rev 2006: CD004403.

22. Quon BS, Gan WQ, Sin DD. Contemporary management of acute exacerbations of COPD: a systematic review and metaanalysis. Chest 2008;133:756-66.

23. Nouira S, Marghli S, Belghith M et al. Once daily oral ofloxacin in chronic obstructive pulmonary disease exacerbation requiring mechanical ventilation: a randomised placebo-controlled trial. Lancet 2001;358:2020-2025

24. Adams S, Melo J, Luther M et al. Antibiotics are associated with lower relapse rates in outpatients with acute exacerbations of chronic obstructive pulmonary disease. Chest 2000;117:1345-1352.

25. Daniels JM, Snijders D, de Graaff CS, Vlaspolder F, Jansen HM, Boersma WG. Antibiotics in addition to systemic corticosteroids for acute exacerbations of chronic obstructive pulmonary disease. Am J Respir Crit Care Med 2010;181:150-7.

26. Ewig S, Kolditz M, Pletz M et al. Behandlung von erwachsenen Patienten mit ambulant erworbener Pneumonie – Update 2021. Pneumologie 2021;75(9):665-729

27. Miravitlles M, Espinosa C, Fernandez-Laso E et al. Relationship between bacterial flora in sputum and functional impairment in patients with acute exacerbations of chronic obstructive pulmonary disease. Chest 1999; 116:40-46.

28. Siddiqi A, Sethi S. Optimizing antibiotic selection in treating COPD exacerbations. Int J Chron Obstruct Pulmon Dis. 2008;3(1):31-44.

29. Rennard SI, Calverley PM, Goehring UM, Bredenbröker D, Martinez FJ. Reduction of exacerbations by the PDE4 inhibitor roflumilast—the importance of defining different subsets of patients with COPD. Respir Res 2011;12:18.

30. Austin MA, Wills KE, Blizzard L, Walters EH, Wood-Baker R. Effect of high flow oxygen on mortality in chronic obstructive pulmonary disease patients in prehospital setting: randomised controlled trial. BMJ 2010;341: c5462.

31. Becker HF,Vogelmeier C. COPD-Exazerbation in: Intensivmedizin, Herausgeber: Van Aken H, Reinhart K, Zimpfer M, Welte T. Thieme Verlag Stuttgart 2007

32. Troosters T, Probst VS, Crul T, Pitta F, Gayan-Ramirez G, Decramer M,Gosselink R. Resistance training prevents deterioration in quadriceps muscle function during acute exacerbations of chronic obstructive pulmonary disease. Am J Respir Crit Care Med 2010;181: 1072-7.

33. Abdellaoui A, Préfaut C, Gouzi F et al. Skeletal muscle effects of electrostimulation after COPD exacerbation: a pilot study. Eur Respir J. 2011;38:781-8.

34. Brochard L, Mancebo J, Wysocki M, et al. Noninvasive ventilation for acute exacerbations of chronic obstructive pulmonary disease. N Engl J Med 1995;333: 817-22.

35. Lightowler JV, Wedzicha JA, Elliott MW, Ram FS. Non-invasive positive pressure ventilation to treat respiratory failure resulting from exacerbations of chronic obstructive pulmonary disease: Cochrane systematic review and meta-analysis. BMJ 2003;326:185.

36. Bott J, Carroll MP, Conway JH, et al. Randomised controlled trial of nasal ventilation in acute ventilatory failure due to chronic obstructive airways disease. Lancet 1993;341:1555-7.

37. Plant PK, Owen JL, Elliott MW. Early use of non-invasive ventilation for acute exacerbations of chronic obstructive pulmonary disease on general respiratory wards: a multicentre randomised controlled trial. Lancet 2000;355:1931-5.

38. Conti G, Antonelli M, Navalesi P, et al. Noninvasive vs. conventional mechanical ventilation in patients with chronic obstructive pulmonary disease after failure of medical treatment in the ward: a randomized trial. Intensive Care Med 2002;28:1701-7.

39. Anthonisen NR, Manfreda J, Warren CP et al. Antibiotic therapy in exacerbations of chronic obstructive pulmonary disease. Ann Intern Med 1987;106:196-204.

40. Lee Q, Mocarski M, Sun SX. Benefits of early roflumilast treatment after hospital or emergency department discharge for a COPD exacerbation. Am Health Drug Benefits 2016;9:140-50.

41. Shibuya M, Yamamoto S, Kobayashi S et al. Pulmonary rehabilitation for patients after COPD exacerbation. Respir Care 2022;67:360-369.

42. Gloeckl R, Schneeberger T, Jarosch I et al. Pulmonary rehabilitation and exercise training in chronic obstructive pulmonary disease. Dtsch Arztebl Int 2018;115:117-123.

Exazerbations-prävention

5. Exazerbationsprävention

Angesichts der weitreichenden Konsequenzen von COPD-Exazerbationen auf Mortalität, Morbidität, Lebensqualität, Krankheitskosten und -progression ist die Prävention von Exazerbationen ein vorrangiges Ziel der COPD-Therapie. Dabei richtet sich das Hauptaugenmerk insbesondere auf moderate und schwere, mit Hospitalisierung einhergehende Exazerbationen, da diese im Hinblick auf die Langzeitprognose von COPD-Patienten die höchste Relevanz zu haben scheinen. Die medikamentöse Pharmakotherapie nimmt in der Exazerbationsprophylaxe der COPD einen zentralen Stellenwert ein. Mit den verfügbaren Behandlungsoptionen lassen sich nach derzeitigem Kenntnisstand sowohl Schwere als auch Häufigkeit von COPD-Exazerbationen effektiv reduzieren. Daneben stellen jedoch auch nicht-medikamentöse Maßnahmen wie die Raucherentwöhnung, die Meidung inhalativer Noxen, Schutzimpfungen, körperliche Aktivität, Rehabilitation und Patientenschulungen zur Förderung von Inhalatorkompetenz und Adhärenz wichtige Bausteine einer wirksamen Exazerbationsprophylaxe dar (1, 2). Daraus wird ersichtlich, dass die kausale Genese von Exazerbationen innerhalb einer COPD-Population äußerst heterogen sein kann, weshalb die Sekundärprävention der Exazerbation einen ganzheitlichen, multimodalen Ansatz verfolgt. Wenngleich die genannten Interventionen evidenzbasiert auf Populationsebene Exazerbationen reduzieren, sollte immer eine patientenzentrierte, personalisierte Abstimmung von Maßnahmen und Empfehlungen erfolgen. Auf individueller Ebene unterliegen die meisten Präventiveffekte einer erheblichen Variabilität, die in erster Linie durch spezifische Risikoprofile des Patienten erklärbar sind. Eine vergleichende Nutzenbewertung des Effektes therapeutischer Maßnahmen auf das Auftreten von Exazerbationen wird zudem durch eine Reihe von methodischen Problemen erschwert. So nutzen Interventionsstudien zum Teil unterschiedliche Definitionen leichter, mittelschwerer oder schwerer Exazerbationen und beschreiben deren Auftreten mit variierenden statistischen Kennzahlen (3, 4).

Vor allem aber hängen Effektgrößen maßgeblich von der Art des untersuchten Patientenkollektivs ab. So werden in Exazerbationsstudien häufig Patienten mit erhöhtem Exazerbationsrisiko (i.d.R. definiert durch anamnestisch nachweisbare historische Exazerbationen, z.B. >1 Exazerbation im Jahreszeitraum vor Studienbeginn etc.) eingeschlossen, was die generelle Übertragbarkeit von Studienergebnissen auf breite, unselektive COPD-Populationen erschwert. Andererseits ermöglicht die "Anreicherung" von prospektiven Exazerbationsstudien mit Risikopatienten aufgrund der höheren Ereignishäufigkeit den Vorteil einer geringeren Fallzahl zum Nachweis klinisch relevanter Effekte auf Exazerbationen, insbesondere bei Studien mit aktiven Kontrollgruppen. Im allgemeinen wird als Mindestobservationsperiode für die Erfassung von Exazerbationen bzw. deren Beeinflussung als Zielparameter einer Intervention ein Studienzeitraum von 1 Jahr angesehen. Langzeitstudien zu Exazerbationen unterliegen jedoch in ihrer Konzeption einem nicht unerheblichen *Bias*, dessen Verständnis für die Interpretation solcher Studien unerlässlich ist. Neben differenzieller Studienadhärenz in unterschiedlichen Patientenkollektiven führt z.B. auch eine unzureichende Kontrolltherapie im Langzeitverlauf zu einem früheren, selektiven Ausscheiden besonders schwerer Patienten ("*differential dropout*"), während für vergleichsweise "Gesunde" unter Umständen auch eine unterlegene Vergleichstherapie ausreichend sein kann, so dass langfristige Vorteile einer neuen Behandlungsform methodisch nivelliert werden ("*healthy survivor effect*") (5). Darüberhinaus ist aus methodischen Überlegungen relevant, dass jede Notwendigkeit der Behandlung einer Exazerbation (in der Regel Intensivierung der Bronchodilatation, systemische Kortikoide und/oder Antibiotika) den weiteren Verlauf der COPD-Erkrankung und insbesondere das erneute, prospektive Auftreten von weiteren Exazerbationen maßgeblich beeinflusst. Auch folgt die Ereignisrate über die Zeit keiner zufälligen Verteilung. Exazerbationen können gehäuft in "Clustern" auftreten, und das Risiko einer zweiten Exazerbation im gleichen Patienten wird durch die erste Exazerbation erheblich erhöht. Daher wird empfohlen, die Wirksamkeit einer Intervention auf das Auftreten von Exazerbationen nicht nur anhand der Ereignisrate im Beobachtungszeitraum (z.B. Exazerbationsrate/

Jahr), sondern auch unter Verwendung zusätzlicher Effektivitätsparameter wie Zeitdauer zum Auftreten der ersten Exazerbation zu beurteilen (3).

5.1. Medikamentöse Exazerbationsprophylaxe

5.1.1. Langwirksame Bronchodilatatoren

Langwirksame Bronchodilatatoren sind die Grundlage der symptomatischen COPD-Therapie. Neben der Symptomverbesserung können sie in der Dauertherapie darüber hinaus wirksam Exazerbationen verhindern. Langwirkende Bronchodilatatoren allein oder in Kombination werden daher sowohl von nationalen als auch internationalen Fachgesellschaften mit hohem Evidenzgrad für die medikamentöse Exazerbationsprophylaxe empfohlen (6, 7). Aktuell sind zwei Klassen von langwirkenden Bronchodilatatoren verfügbar: langwirkende β2-Agonisten (LABA) und langwirkende Muskarinantagonisten (LAMA). Darüberhinaus sind mehrere Fixkombinationen aus LABA und LAMA (duale Bronchodilatation), LABA und inhalativen Kortikosteroiden (LABA/ICS), sowie Dreifachkombinationen ("*Triple*"-Therapie) aus LABA/LAMA/ICS für die Behandlung der COPD zugelassen. Durch die zum Teil umfangreichen Zulassungsprogramme dieser neuen Therapien hat sich die Datengrundlage der inhalativen Fixkombinationen gegenüber Einzelsubstanzen (oder anderen Fixkombinationen) hinsichtlich der Exazerbationsprävention erheblich erweitert. Erstmals konnte darüber hinaus in Phase-III-Studien eine Reduktion der Mortalität bei COPD-Patienten durch eine medikamentöse Therapie belegt werden (s.u.).

Sowohl LABA als auch LAMA reduzieren den Tonus der glatten Bronchialmuskulatur. LABA stimulieren direkt β2-Rezeptoren, während LAMA die Bindung von bronchokonstriktorisch wirkendem Acetylcholin an Muskarinrezeptoren blockieren. Die so resultierende Bronchodilatation reduziert nachfolgend die pulmonale Überblähung, was sich in einer Besserung des Gesundheitsstatus und klinischer Symptome wie Dyspnoe niederschlägt.

Nicht alle Mechanismen, wie Bronchodilatatoren COPD-Exazerbationen verhindern, sind bislang ausreichend verstanden (8). In Studien zur Lungenfunktion während Exazerbationen konnte gezeigt werden, dass Bronchodilatatoren den Abfall der Funktionswerte während einer COPD-Exazerbation verringern. Wegen des Effektes auf statische und dynamische pulmonale Überblähung ist auch denkbar, dass aufgrund der langanhaltenden Bronchodilatation das mit einer COPD-Exazerbation einhergehende Leitsymptom "Dyspnoe" vermindert wird. Zumindest für LAMA wird auch diskutiert, ob eine Inhibition cholinerg vermittelter inflammatorischer Stimuli für den präventiven Effekt auf Exazerbationen wenigstens teilweise mitverantwortlich sein könnte. Ob diese zahlreichen, *in vitro* und tierexperimentellen Hinweise jedoch bei COPD-Patienten tatsächlich relevant sind, ist aktuell kontrovers (9). Umgekehrt ist es jedoch in der Praxis ebenso schwierig, den präventiven Effekt antiinflammatorisch wirkender Substanzen (inhalative Kortikoide, Phosphodiesterase-4-Inhibitoren s.u.) auf Exazerbationen eindeutig von der (indirekten, schwächer ausgeprägten) bronchodilatatorischen Komponente dieser Substanzen zu trennen, da auch für diese Therapeutika in kontrollierten Studien Verbesserungen der Lungenfunktion nachweisbar sind (☞ Abb. 5.1).

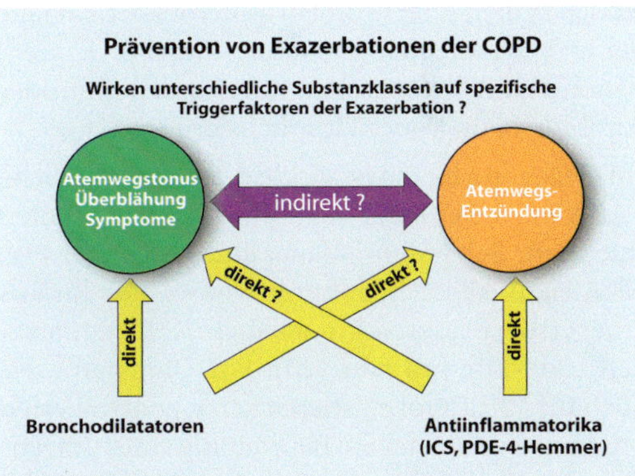

Abb. 5.1: Hypothetische Mechanismen der Exazerbationsprävention durch Pharmakotherapien mit unterschiedlichem Wirkansatz (Bronchodilatatoren versus Antiinflammatorika). Eine indirekte antiinflammatorische Wirkung von Bronchodilatatoren ist z.B. durch verbesserte Clearance denkbar, direkte Effekte können bislang nur in vitro belegt werden. Antiinflammatorika wie ICS verbessern in Studien ebenfalls die Lungenfunktion, dieser indirekte Effekt dürfte ebenfalls zur Exazerbationssenkung beitragen.

Langwirksame β2-Agonisten (LABA): Salmeterol, Formoterol, Indacaterol, Olodaterol, Vilanterol

Aus der Gruppe der LABA stehen für die COPD-Behandlung die Substanzen Formoterol und Salmeterol (12 Stunden Wirkdauer, zweimal-tägliche Inhalation) sowie die einmal-täglichen Substanzen Indacaterol und Olodaterol (24 Stunden Wirkdauer) zur Verfügung. Das ebenfalls einmal-tägliche Vilanterol ist in Fixkombinationen enthalten, jedoch nicht zur Monotherapie zugelassen. Obwohl Metaanalysen einen Beleg für den präventiven Effekt der älteren, zweimal-täglichen Substanzen Formoterol und Salmeterol gegenüber Placebo demonstrieren, ist die Datenlage der Einzelstudien für beide Substanzen uneinheitlich (17). Darüber hinaus wurden diese zumeist älteren Studien methodisch nicht primär auf die Verhinderung von Exazerbationen ausgerichtet. Die umfangreichsten Einzelstudien mit Exazerbationen als sekundärem Zielparameter belegten für eine Therapie mit Salmeterol über 3 Jahre bei n=6112 COPD-Patienten gegenüber Placebo eine signifikante Reduktion der Gesamtexazerbationsrate sowie der Anzahl der Exazerbationen, die eine systemische Kortikoidtherapie und/oder Hospitalisierung erforderlich machten (TORCH-Studie (18)), jedoch keinen Effekt von Formoterol über ein Jahr bei n=812 Patienten gegenüber Placebo (Exazerbationen mit systemischen Kortikoiden und/oder Antibiotika und/oder Hospitalisierung) (19).

Im Gegensatz hierzu bewirkte der einmal-tägliche LABA Indacaterol in zwei umfangreichen Studien mit 1 Jahr Behandlungsdauer eine gegenüber Placebo signifikante Reduktion sowohl des Risikos einer ersten Exazerbation, als auch der Gesamtexazerbationsrate pro Jahr (20). Für Olodaterol wie auch für Vilanterol existieren keine kontrollierten Studien, die eine sichere Beurteilung eines präventiven Effekts auf Exazerbationen ermöglichen. Placebo-kontrollierte Studien mit beiden Einzelsubstanzen erfassten entweder Exazerbationen nicht als Endpunkt, oder wiesen nicht die für Exazerbationen empfohlenen Mindeststudiendauer auf. In speziellen Phase-III-Exazerbationsstudien mit 1 Jahr Dauer wiederum dienten beide Einzelsubstanzen nur als Kontrollgruppe der jeweiligen Fixkombinationen (21, 22).

Langwirksame Muskarinantagonisten (LAMA): Tiotropium, Umeclidinium, Glycopyrronium, Aclidinium

Für die Langzeittherapie der COPD mit LAMA stehen einmal-tägliche Substanzen (Tiotropium und Umeclidinium) und Aclidinium zur zweimal-täglichen Anwendung zur Verfügung. Glycopyrronium wird als Monotherapie zur einmal-täglichen Inhalation angeboten, in Fixkombinationen (Beclometason/Glycopyrronium/Formoterol und Glycopyrronium/Formoterol) wird jedoch eine geringere Einzeldosis zweimal täglich inhaliert. Aufgrund der frühen Zulassung bereits Anfang der 2000er Jahre weist Tiotropium die breiteste Evidenzgrundlage auf. Der Effekt von Tiotropium auf die Prävention von Exazerbationen wurde in zahlreichen, speziell auf Exazerbationen angelegten Untersuchungen untermauert. Neben einer Beeinflussung der Zeit bis zum Eintreten der ersten Exazerbation, der Gesamtexazerbationsrate, oder der Anzahl der Patienten mit mindestens 1 Exazerbation im Studienverlauf konnten hierbei insbesondere auch Effekte auf schwere, mit Hospitalisation einhergehende Exazerbationen demonstriert werden (23). Darüber hinaus war Tiotropium in direkten Vergleichsstudien gegenüber Salmeterol (17) und Indacaterol (24) hinsichtlich der Exazerbationsendpunkte signifikant überlegen (☞ Abb. 5.2, POET-Studie (17)) und gegenüber einer Fixkombination aus LABA/ICS (Salmeterol/Fluticason) hinsichtlich der Exazerbationsprävention gleichwertig (☞ Abb. 5.3, INSPIRE-Studie (18)).

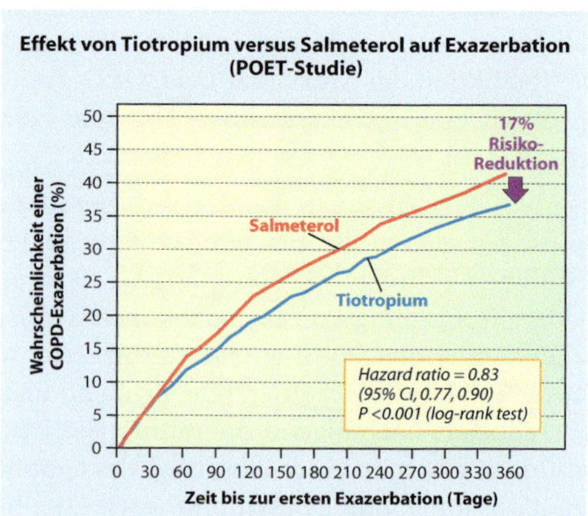

Abb. 5.2: POET-Studie: Tiotropium einmal-täglich ist hinsichtlich der Exazerbationsprävention Salmeterol zweimal-täglich überlegen (mod. n. (17)).

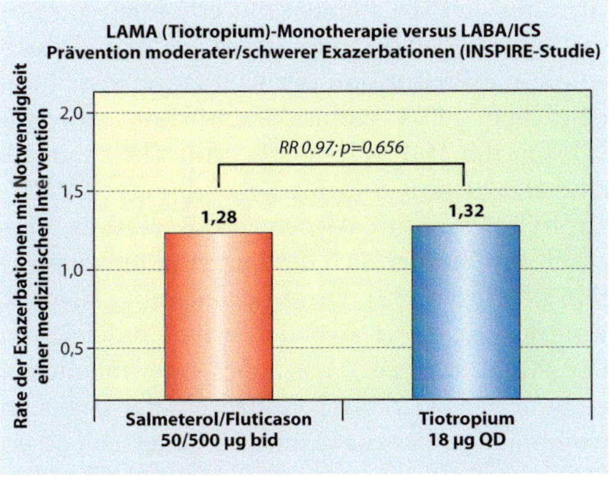

Abb. 5.3: INSPIRE-Studie: LAMA-Monotherapie ist einer Fixkombination aus LABA/ICS hinsichtlich Exazerbationsprävention gleichwertig (mod. n. (18)).

Von den neueren LAMA liegen Langzeitdaten über 1 Jahr zu Glycopyrronium vor. Auch Glycopyrronium reduzierte gegenüber Placebo das Risiko einer mittelschweren oder schweren Exazerbation um 34 % (19). Für das zweimal-tägliche Aclidinium liegen dagegen bislang nur Kurzzeitdaten über 24 Wochen vor. In der ATTAIN-Studie konnte gegenüber Placebo eine signifikante 33%ige Reduktion der Exazerbationsrate nachgewiesen werden (13). Für Umeclidinium liegen keine aussagekräftigen Exazerbationsstudien als Monotherapie vor. Allerdings weisen Vergleichsstudien auf eine gleichwertige bzw. bessere bronchodilatatorische Wirkung von Umeclidinium gegenüber Tiotropium hin (25).

5.1.2. Inhalierbare Kortikosteroide (ICS), Monotherapie und Fixkombinationen (LABA/ICS)

Angesichts der inflammatorischen Komponente der COPD und insbesondere einer gesteigerten inflammatorischen Antwort während einer Exazerbation liegt eine klare Rationale für den Einsatz antiinflammatorisch wirkender Substanzen wie inhalierbarer Kortikoide (ICS) vor. Anders als in der Indikation Asthma bronchiale, wo der Nutzen von ICS als unverzichtbare Basistherapie unbestritten ist, war der Einsatz von ICS bei COPD lange Zeit zumindest kontrovers (26). Neuere Daten zu den sogenannten "*Triple*"-Therapien haben jedoch dazu beitragen können, den Stellenwert ICS-haltiger Therapien der COPD gegenüber einer "reinen" Bronchodilatation eindeutig zu etablieren. Ähnlich wie bei der Dreifach-Therapie konnte historisch der ausgeprägteste Nutzen einer ICS- bzw. ICS/LABA-Therapie bei Patienten mit häufigen oder wiederkehrenden Exazerbationen belegt werden. In dieser Patientengruppe ließ sich in zahlreichen kontrollierten Studien eine Reduktion der Exazerbationsrate unter alleiniger ICS-Behandlung nachweisen (im Mittel 18 % Reduktion, Metaanalyse (21), ☞ Abb. 5.4).

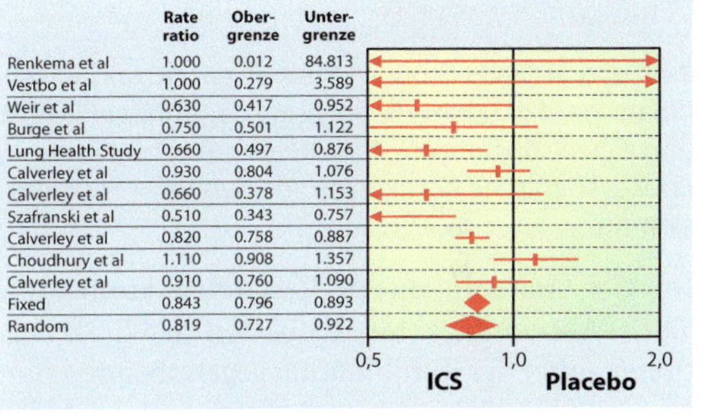

Abb. 5.4: Forest Plot für das relative Risiko einer Exazerbation unter ICS versus Placebo, Random-Effekt-Modell (mod. n. (21)).

Das Ausmaß der Exazerbationsprävention lag im Mittel unter der durch langwirkende Bronchodilatatoren erreichbaren und war zudem an mittlere oder hohe Kortikoiddosierungen gekoppelt. Diese können zu einer erhöhten Inzidenz unerwünschter Wirkungen in der Langzeittherapie führen. In erster Linie ist hier an eine gering erhöhte Pneumonierate, schlechtere Diabeteskontrolle oder verminderte Knochendichte zu denken. Von Fachgesellschaften wurde eine alleinige ICS-Therapie bei COPD naturgemäß nicht empfohlen, insbesondere da sie Fixkombinationen von ICS mit LABA in den meisten relevanten Endpunkten deutlich unterlegen ist. Gegenüber der Monotherapie mit den Einzelkomponenten LABA bzw. ICS ist die Fixkombination im Hinblick auf Exazerbationen zumeist überlegen, wenngleich die Datenlage uneinheitlich sein kann. In der TORCH-Studie z.B. reduzierte die Kombination aus Fluticason und Salmeterol die Rate mittlerer und schwerer Exazerbationen gegenüber Placebo um 25 %, gegenüber den jeweiligen Einzelsubstanzen um 12 (vs. Salmeterol) bzw. 9 % (vs. Fluticason) (☞ Tab. 5.1), die alleinige Rate der schweren Exazerbationen mit Hospitalisierung unterschied sich jedoch in der Kombination nicht von den Einzelsubstanzen (11).

Sekundärer Endpunkt	Anteil mittlerer und schwerer Exazerbationen*
Salmeterol/Fluticason vs. Placebo (95 % CI)	0,75 (0,69-0,81) p<0,0001
Salmeterol/Fluticason vs. Salmeterol (95 % CI)	0,88 (0,81-0,95) p=0,002
Salmeterol/Fluticason vs. Fluticason (95 % CI)	0,91 (0,84-0,99) p=0,024

Tab. 5.1: TORCH-Studie: Effekt einer LABA/ICS-Kombination auf die Exazerbationsrate gegenüber Placebo und Einzelsubstanzen. *moderat = Antibiotika und/oder systemische Kortikosteroide; schwer = Hospitalisierung.

Im Gegensatz zu diesen Resultaten konnte die TRISTAN-Studie keine Reduktion der Exazerbationen unter der Kombination gegenüber den Einzelsubstanzen Salmeterol und Fluticason nachweisen (22). Vergleichbare Daten konnten auch für Formoterol/Budesonid gegenüber den Einzelkomponenten gezeigt werden. Eine kürzlich publizierte Metaanalyse bezifferte die geschätzte Exazerbationsreduktion einer LABA/ICS-Kombination gegenüber einer alleinigen LABA-Therapie auf 17 % (23), jedoch konnte kein Effekt auf die Hospitalisierungsrate postuliert werden. Die Kombinationsbehandlung mit LABA/ICS (Salmeterol/Fluticasonpropionat zweimal-täglich) war hinsichtlich der Exazerbationsprävention einer alleinigen Therapie mit einem LAMA (Tiotropium) nicht überlegen (INSPIRE-Studie, s.o.), gegenüber einer einmal-täglichen dualen LABA/LAMA-Therapie (FLAME-Studie (27) , s.u.) statistisch unterlegen.

Seit 2013 ergänzte eine einmal-tägliche Kombinationsbehandlung aus LABA/ICS die Behandlungsoptionen bei COPD (Vilanterol/Fluticasonfuroat). Die Addition von Fluticasonfuroat zum LABA Vilanterol reduzierte in den Phase-III-Studien über ein Jahr die Exazerbationshäufigkeit gegenüber der LABA-Monotherapie und zeigte zusätzliche Effekte auf Lungenfunktionsverbesserung und Symptomatik (28, 29). In der groß angelegten SUMMIT-Studie (30) konnte kein Überlebensvorteil der einmal-täglichen LABA/ICS-Kombination gegenüber den Einzelkomponenten oder Placebo bei COPD-Patienten mit erhöhtem kardiovaskulären Risiko demonstriert werden. Jedoch wurde die Progression der COPD, gemessen am jährlichen FEV1-Verlust, signifikant gebremst (31). In der IMPACT-Studie schließlich war die einmal tägliche ICS/LABA-Behandlung mit Vilanterol/Fluticasonfuroat dem LABA/LAMA-Vergleichsarm hinsichtlich der Exazerbationsprävention überlegen (32). Diese Beobachtung stand in Kontrast zu den Daten der früher publizierten FLAME-Studie (s.u.), was neben einer möglichen verbesserten Wirksamkeit der einmal-täglichen Kombination in erster Linie auf Unterschiede im Studienkollektiv zurückzuführen sein dürfte.

Aufgrund der überzeugenden Wirkung der neueren Dreifachkombinationen auf Exazerbationen (s. dort) gegenüber beiden dualen Kombinationen (ICS/LABA und LABA/LAMA), wird in der neuesten GOLD-Strategie von 2023 eine Therapie mit ICS/LABA nicht mehr empfohlen. Stattdessen sollte eine ICS-haltige Therapie bei COPD immer im Rahmen einer "*Triple*"-Therapie erfolgen (6).

5.1.3. LABA/LAMA-Fixkombinationen

Angesichts der positiven Effekte langwirkender Bronchodilatatoren bei komplementären pharmakologischen Wirkmechanismen war die Entwicklung dualer LABA/LAMA-Fixkombinationen eine logische und sinnvolle Weiterentwicklung. Die erste in der EU für COPD zugelassene Kombination war die einmal-tägliche Kombination aus Indacaterol/Glycopyrronium. In der Folge ergänzten weitere einmal-tägliche (Vilanterol/Umeclidinium, Olodaterol/Tiotropium) bzw. zweimal-tägliche (Formoterol/Aclidinium, Formoterol/Glycopyrronium) Fixkombinationen das Portfolio der verfügbaren LABA/LAMA-Therapien. Das ausgedehnte Studienprogramm dieser Kombinationen belegte konsistent die verbesserte Wirkung gegenüber den jeweiligen Einzelsubstanzen auf Lungenfunktion, Symptome, Lebensqualität und Überblähung, bei vergleichbarem Verträglichkeitsprofil (33-40). Randomisierte Vergleichsstudien zwischen LABA/LAMA-Kombinationen liegen nur vereinzelt vor. In der ARISTO-Studie war einmal-tägliches Vilanterol/Umeclidinium der zweimal-täglichen Kombination Formoterol/Glycopyrronium zumindest im Hinblick auf das morgendliche "*trough*"-FEV_1 überlegen (41). Auch im Vergleich mit einmal-täglich Olodaterol/Tiotropium schnitt diese Kombination in einer anderen Studie mit Vorteilen ab (42).

Die SPARK-Studie wurde bei schweren bis sehr schweren COPD-Patienten mit einer Anamnese gehäufter Exazerbationen durchgeführt (43). Die Patienten wurden über 64 Wochen prospektiv und randomisiert mit der einmal-täglichen Fixkombination Indacaterol/Glycopyrronium, Glycopyrronium-Monotherapie oder Tiotropium-Monotherapie behandelt. Primäres Zielkriterium der Studie war der Nachweis der Überlegenheit der Kombination LABA/LAMA gegenüber der LAMA (Glycopyrronium)-Monotherapie. Die Kombinationstherapie mit Indacaterol/Glycopyrronium reduzierte gegenüber der Kontrollsubstanz Glycopyrronium die Rate aller Exazerbationen im Beobachtungszeitraum (15 %, p=0,001). Darüber hinaus wurde die Rate der mittelschweren bis schweren Exazerbationen unter Indacaterol/Glycopyrronium gegenüber Glycopyrronium allein signifikant reduziert (12 % Reduktion, p<0,05) (☞ Abb. 5.5).

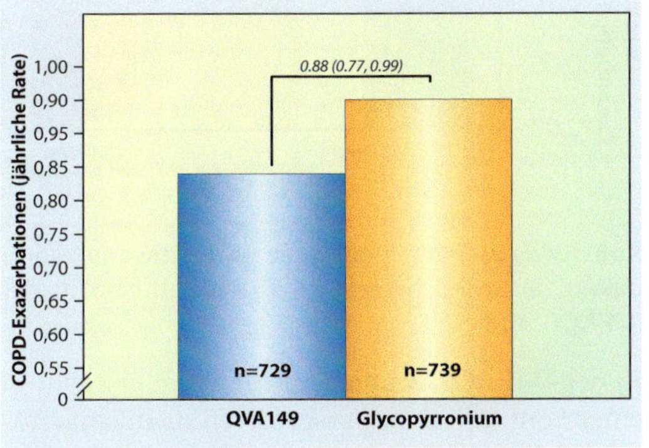

Abb. 5.5: SPARK-Studie: Reduktion mittelschwerer und schwerer Exazerbationen unter Indacaterol/Glycopyrronium versus Glycopyrronium. Relatives Risiko (RR) mit 95 % Konfidenzintervall; p<0,05.

Die Daten der SPARK-Studie waren insofern beachtenswert, da sie erstmalig den Nachweis der Überlegenheit einer COPD-Kombinationsbehandlung zur Exazerbationsprävention gegenüber einem damaligen "Goldstandard" (LAMA-Monotherapie) lieferten.

Im Gegensatz dazu gelang es in der ebenfalls primär auf Exazerbationen ausgelegten DYNAGITO-Studie nicht, eine statistische Überlegenheit der LABA/LAMA-Kombination (Olodaterol/Tiotropium einmal täglich) gegenüber den LAMA-Kontrollarm (Tiotropium) nachzuweisen, wenngleich auch hier andere klinische Endpunkte unter der dualen Therapie besser ausfielen (44).

Die FLAME-Studie untersuchte die Wirksamkeit einer LABA/LAMA-Therapie (einmal täglich Indacaterol/Glycopyrronium) gegenüber LABA/ICS (zweimal-täglich Salmeterol/Fluticason) über 52 Wochen Behandlungsdauer (41). Primäres Studienziel war der Nachweis der Nicht-Unterlegenheit, sekundäres der Nachweis der Überlegenheit der LABA/LAMA-Kombination gegenüber LABA/ICS auf die jährliche Exazerbationsrate bei n= 3.362 Patienten mit mittelschwerer bis sehr schwerer COPD (nach GOLD 2011) und ≥1 dokumentierter Exazerbation im Jahr vor Studienbeginn. Die LABA/LAMA-Behandlung reduzierte gegenüber LABA/ICS die Rate moderate bis schwerer Exazerbationen um 17 % (p<0,001) und verlängerte zudem signifikant die Zeit bis zum Auftreten der ersten moderaten oder schweren Exazerbation (☞ Abb. 5.5). In einer Subgruppenanalyse nach Bluteosinophilen zeigte sich jedoch mit zunehmender Eosinophilenzahl im Blut ein Trend zur Angleichung der Effekte auf Exazerbationen zwischen LABA/LAMA und ICS/LABA (45). Ein Großteil der FLAME-Patienten wies zudem keine Anamnese häufiger Exazerbationen auf, entsprach also eher der GOLD-Gruppe B. Insgesamt waren die Patienten z.B. im Vergleich zur IMPACT-Studie geringer "ICS-sensibel". Dennoch untermauerten die Daten aus FLAME erstmalig, dass mit einer dualen Bronchodilatation in definierten Patientenkollektiven eine effektive Exazerbationsprävention möglich ist und begründeten den hohen Stellenwert dieser Kombination in symptomatischen COPD-Patienten mit Exazerbationen (6).

5.1.4. Dreifachkombinationen aus LABA/LAMA/ICS

Aktuell stehen drei unterschiedliche Dreifach-Kombinationen zur inhalativen Behandlung der COPD zur Verfügung: eine einmal-tägliche Fixkombination als Trockenpulverinhalator ("*once-daily single inhaler triple therapy*" = odSITT; Vilanterol/Umeclidinium/Fluticasonfuroat) und zwei zweimal-tägliche Dosieraerosole ("*twice-daily single inhaler triple therapy*" = bidSITT; Formoterol/Glycopyrronium/Beclomethason, Formoterol/Glycopyrronium/Budesonid). Darüber hinaus besteht die Möglichkeit einer *Triple*-Therapie mit freier Kombination z.B. aus LABA/ICS plus LAMA (“*multiple inhaler triple therapy*“ = MITT). Neben einer verbesserten Symptomkontrolle (z.B. in der INTREPID-Studie (46)) hat die SITT gegenüber der MITT den Vorteil geringerer, einheitlicher Inhalationsmanöver, der zu verbesserter Adhärenz beiträgt (47). Für alle drei Fixkombinationen wurde ein umfangreiches Programm zulassungsrelevanter Studien aufgelegt. Dies beinhaltete sowohl den Vergleich der *Triple*-Therapie gegen ICS/LABA (zur Dokumentation des LAMA-Effekts) als auch gegen duale LABA/LAMA-Kombinationen (zur Dokumentation des ICS-Effektes). Einige Studien wurden zudem gegen eine LAMA-Monotherapie durchgeführt (48). Aus den Studien sind insbesondere die IMPACT (32), ETHOS (49) und TRIBUTE-Studie (50) hervorzuheben (3- bzw. 2-armige Exazerbationsstudien über mind. 1 Jahr Dauer mit LABA/ICS und/oder LABA/LAMA-Kontrollgruppe).

IMPACT-Studie

In der IMPACT-Studie mit n=10.335 COPD-Patienten wurde die einmal-tägliche Dreifachtherapie (odSITT) mit Vilanterol/Umeclidinium/Fluticasonfuroat mit der LABA/ICS-Kombination Vilanterol/Fluticasonfuroat und der LABA/LAMA-Therapie Vilanterol/Umeclidinium verglichen. Wesentliche Einschlusskriterien waren eine symptomatische COPD und mindestens eine mittelgradige oder schwere Exazerbation im Jahr vor Studieneinschluss. Primärer Endpunkt war die Rate moderater bis schwergradiger Exazerbationen über 52 Wochen Behandlungsdauer. Unter der odSITT wurde die Ereignisrate (0,91 Exazerbationen/Jahr) jeweils hochsignifikant um 15 % gegenüber der LABA/ICS-Therapie (Rate 1,07) und 25 % gegenüber der LABA/LAMA-Therapie (Rate 1,21) reduziert. Die Rate schwerer, hospitalisationspflichtiger Exazerbationen lag naturgemäß niedriger und wurde durch die odSITT (Rate 0,13) gegenüber der LABA/LAMA-Therapie (Rate 0,19) um 34 % reduziert. Die Effekte ICS-haltiger Therapiearme auf die Exazerbationsrate fielen mit steigender Bluteosinophilenzahl gegenüber der LABA/LAMA-Therapie deutlicher aus. Beide ICS-haltigen Studienarme wiesen eine geringgradig höhere Pneumonieinzidenz als die LABA/LAMA-Gruppe auf (odSITT: 7 %; LABA/ICS 6 %; LABA/LAMA 4 %).

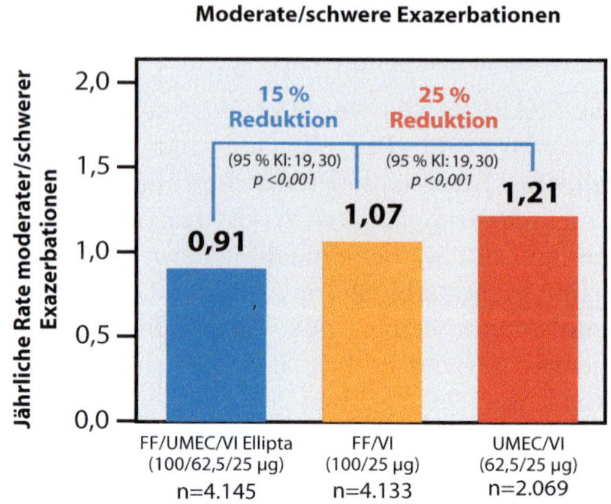

a

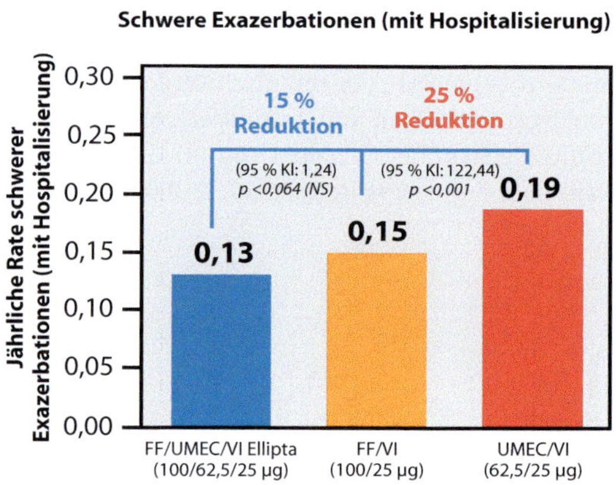

b

Abb. 5.6a+b: Rate moderater und schwerer (kombiniert, **a**) und schwerer (**b**) Exazerbationen in der IMPACT-Studie.

In der IMPACT-Studie wurde zudem erstmals in einer kontrollierten, prospektiven medikamentösen Interventionsstudie eine Senkung der Gesamtmortalität gegenüber einer aktiven Begleittherapie nachgewiesen. Die *On/off-treatment*-Mortalität, die auch Todesfälle in einem definierten Zeitraum nach Ende der randomisierten Behandlungsphase berücksichtigt, wurde mit der odSITT gegenüber der LABA/LAMA-Behandlung signifikant um 28 % reduziert (absolute Todesrate 2,36 % versus 3,19 %). Gegenüber der LABA/ICS-Therapie war die Mortalität um 18 % geringer, jedoch nicht statistisch signifikant. *Post hoc*-Analysen legten nahe, dass der Mortalitätseffekt in erster Linie bei Patienten mit erhöhter Eosinophilenzahl und/oder kardiovaskulären Begleiterkrankungen am deutlichsten ausgeprägt war (51, 52).

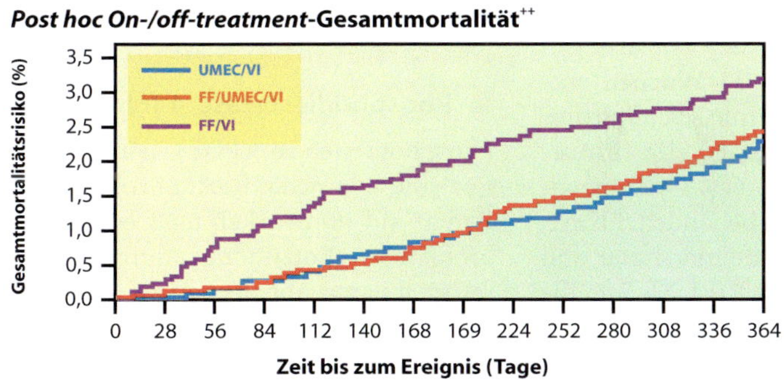

N at risk														% Mortalität
FF/UMEC/VI	4,151	4,150	4,142	4,137	4,131	4,119	4,113	4,107	4,097	4,092	4,082	4,073	4,062	3,919	2,36 (n=98)
FF/VI	4,134	4,129	4,123	4,118	4,111	4,106	4,095	4,082	4,065	4,060	4,050	4,040	4,027	3,848	2,64 (n=109)
UMEC/VI	2,070	2,063	2,052	2,045	2,037	2,030	2,027	2,021	2,013	2,008	2,004	1,999	1,995	1,914	3,19 (n=66)

Relative Risikoreduktion:
FF/UMEC/VI vs. UMEC/VI
28 %
(95% CI: 1,47);
p=0,042

FF/VI vs. UMEC/VI
18 %
(95% CI: -11,40)
p=0,190

Abb. 5.7: *On/off-treatment*-Mortalität in der IMPACT-Studie.

ETHOS-Studie

In der ETHOS-Studie wurden n=8509 Patienten mit moderater bis schwerer COPD und mindestens einer Exazerbation im Jahr vor Studieneinschluss mit zwei unterschiedlichen ICS-Dosierungen einer bidSITT (Formoterol/Glycopyrronium/Budesonid; Dosieraerosol), LABA/ICS (Formoterol/Budesonid; Trockenpulverinhalator) oder LABA/LAMA (Formoterol/Glycopyrronium; Dosieraerosol) über 52 Wochen behandelt. Primärer Endpunkt war auch hier die Rate moderater und schwerer Exazerbationen. Bei vergleichbarem Patientenkollektiv lag die Ereignisrate in ETHOS gegenüber IMPACT insgesamt etwas höher, die relativen Therapieeffekte zwischen den Therapiearmen ähnelten sich jedoch. So konnte mit der höher dosierten bidSITT (Rate 1,08 Exazerbationen/Jahr) das Exazerbationsrisiko gegenüber LABA/ICS (Rate 1,24) um 13 %, gegenüber der LABA/LAMA-Therapie (Rate 1,42) um 24 % signifikant gesenkt werden. Schwere Exazerbationen traten in der bidSITT weniger häufig auf (Rate 0,13) als unter LABA/ICS (Rate 0,16, 20 % Reduktion, p=0,02). Die Differenz zur LABA/LAMA-Therapie war nicht signifikant (Rate 0,15; 16 % Reduktion, p=0,09). Die Häufigkeit von Pneumonien lag bei 4,2 bzw. 4,5 % für die ICS-haltigen Arme bidSITT und LABA/ICS gegenüber 2,3 % unter LABA/LAMA.

Auch in der ETHOS-Studie konnte unter der bidSITT eine signifikante Reduktion der Gesamtmortalität gegenüber der LABA/LAMA-Therapie dokumentiert werden. Die Risikoreduktion lag bei 42 % (Ereignisrate 1,4 % versus 2,64 %).

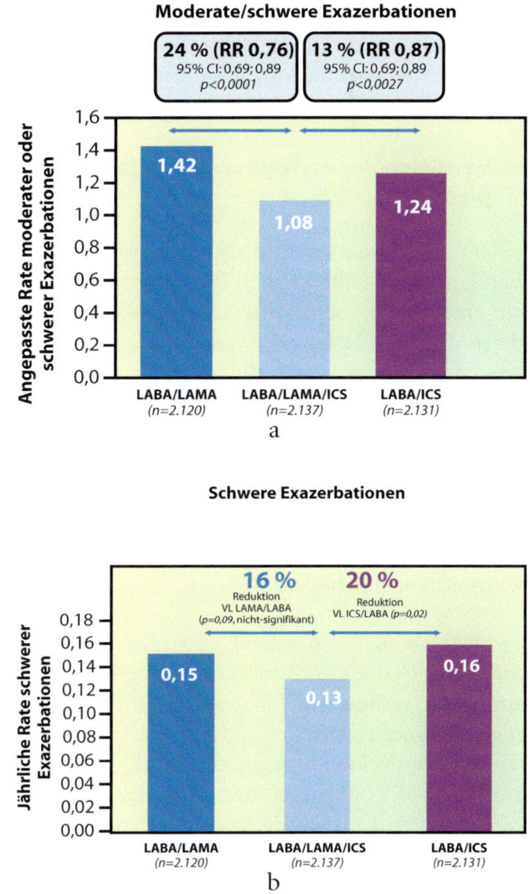

Abb. 5.8a+b: Exazerbationsraten in der ETHOS-Studie.

TRIBUTE-Studie

Die TRIBUTE-Studie untersuchte symptomatische COPD-Patienten (n=1532) mit mindestens einer moderaten bis schweren Exazerbation im Jahr vor Studieneinschluss. In der zweiarmigen Studie wurden Patienten über 52 Wochen entweder mit bidSITT (Formoterol/Glycopyrronium/Beclomethason; Dosieraerosol) oder einmaltäglichem LABA/LAMA (Indacaterol/Gylcopyrronium; Trockenpulverinhalator) behandelt. Primärer Endpunkt war erneut die Rate moderater und schwerer Exazerbationen. In TRIBUTE lag die Exazerbationsrate in beiden Behandlungsarmen deutlich unter der beobachteten in IMPACT und ETHOS, die absoluten Differenzen waren entsprechend numerisch gering. Die Ereignisrate unter bidSITT war mit 0,5 Exazerbationen/Jahr gegenüber LABA/LAMA mit 0,59 signifikant niedriger. Ein Effekt auf schwere, hospitalisationspflichtige Exazerbationen konnte in TRIBUTE ebenso wenig belegt werden wie eine Mortalitätsreduktion unter Dreifachtherapie.

Vergleich der verfügbaren Dreifachtherapien

Bislang existieren keine direkten Vergleichsstudien zur Wirksamkeit von SITTs. Alternativ kann für eine Effektabschätzung im indirekten Vergleich die sog. "Netzwerk Meta-Analyse" (NMA) verwendet werden, wenn die jeweils betrachteten Studien methodisch vergleichbar sind und sog. Brückenkomparatoren vorhanden sind (also gemeinsame Kontrollarme, die für verschiedene SITTs genutzt wurden). Aufgrund der Ähnlichkeit einiger Phase-III-Studien der SITTs kann daher in begrenztem Maße für ausgewählte Endpunkte eine NMA durchgeführt werden.

Die NMA von Ismaila et al. (53) zeigte für die odSITT (VI/UMEC/FF) nach 24 Wochen Behandlung eine verbesserte Lungenfunktion (*trough*-FEV_1) im Vergleich zu den anderen SITTs. Interessanterweise deckten sich die durch die NMA ermittelten FEV_1-Vorteile für VI/UMEC/FF mit zwei direkten LABA/LAMA-Vergleichstudien, in denen VI/UMEC mit OLO/TIO bzw. FOR/GLY verglichen wurde. Auch die Auswertung der Exazerbationsraten deutete auf einen Vorteil der odSITT gegenüber der bidSITT an, wenngleich die maximale Dauer der eingeschlossenen Studien von 24 Wochen und die begrenzte Zahl von Brückenkomparatoren hier sicher keine eindeutige Schussfolgerungen erlaubt.

5.1.5. Pharmakotherapie jenseits der Dreifachkombinationen

Phosphodiesterase-4-Inhibitoren

Phosphodiesterase (PDE)-4-Inhibitoren weisen nur eine schwache direkte bronchodilatatorische Potenz auf und wirken über eine Reduktion der bronchialen Entzündung durch Hemmung des intrazellulären Abbaus von zyklischem AMP. Bislang ist nur Roflumilast als oraler PDE-4-Inhibitor zur Therapie der COPD zugelassen. Der Einsatz ist auf Patienten mit schwerer bis sehr schwerer COPD, klinischen Symptomen einer chronischen Bronchitis (Sputumproduktion) und anamnestisch wiederkehrenden Exazerbationen beschränkt, da nur in dieser Population in klinischen Studien Effekte auf die Exazerbationsrate zu beobachten waren. Gegenüber Placebo reduzierte Roflumilast bei n=3091 COPD-Patienten die Rate mittelschwerer bis schwerer Exazerbationen um 17 %. Wurde Roflumilast zusätzlich zu einer Dauertherapie mit Salmeterol oder Tiotropium über 6 Monate gegeben, war jedoch kein konsistenter Effekt auf Exazerbationen nachweisbar. Die Studien REACT und RESPONSE untersuchten den Effekt einer Zusatztherapie mit Roflumilast zu einer inhalativen Zweifach- oder Dreifachtherapie. Hier zeigte sich ein inkonsistentes Bild hinsichtlich der Exazerbationsprävention. Während in der REACT-Studie (54) eine geringgradige, signifikante Abnahme schwerer Exazerbationen nachweisbar war, war dies in der ähnlich angelegten RESPONSE-Studie nicht der Fall (55). Roflumilast hat ein erhöhtes Nebenwirkungspotential (Nausea, Appetitlosigkeit, Diarrhoe, Gewichtsabnahme u.a.) und wies in Studien eine erhöhte Studienabbruchquote gegenüber den Vergleichsgruppen auf. Daher empfehlen Fachgesellschaften den Einsatz von Roflumilast nur als Therapieerweiterung bei Patienten mit unter Dreifachtherapie weiter auftretenden Exazerbationen, unter genauer Beachtung der Indikation (56). Ein zukünftiger Ansatz zur Vermeidung der Tolerabilitätsproblematik könnte die Verabreichung inhalativer PDE4-Inhibitoren sein (☞ Kap. 6.).

Andere Substanzen: Antibiotikalangzeittherapie, Mukolytika, Theophyllin

Da Exazerbationen der COPD häufig infektiös getriggert sind, ist wiederholt der Versuch unternommen worden, die Häufigkeit und Schwere von

Exazerbationen durch eine Antibiotikalangzeittherapie zu beeinflussen. Die breiteste Datenlage liegt hierbei für Makrolidantibiotika in wechselnden Dosierungschemata vor. Kontrollierte Studien mit Azithromycin (500 mg dreimal-wöchentlich oder 250 mg einmal-täglich) belegten einen positiven Effekt auf die Exazerbationsrate über eine maximale Behandlungsdauer von einem Jahr (57, 58), insbesondere in der Gruppe ehemaliger Raucher mit Symptomen einer chronischen Bronchitis. Es ist unklar, ob der antibiotische oder antiinflammatorische Effekt der Makrolide für die Wirkung entscheidend ist. Angesichts der möglichen Nebenwirkungen und Resistenzproblematik durch Makrolide empfehlen Fachgesellschaften die Antibiotikalangzeittherapie zur Exazerbationsprävention nur in ausgesuchten und begründeten Fällen (6). Die Therapie ist zudem "*off label*", da Makrolidantibiotika nicht für die Exazerbationsprävention bei COPD zugelssen sind.

Auch die Rolle von Mukolytika mit oder ohne antioxidative Effekte (Ambroxol, Acetylcystein, Carbocystein) wird kontrovers diskutiert. Eine kürzlich publizierte Cochrane-Analyse kommt nach Auswertung von 30 Studien zu dem Schluss, dass Mukolytika einen geringen, positiven Effekt auf die Exazerbationshäufigkeit von COPD-Patienten haben, wenngleich eingeschränkt wird, dass der positive Gesamteffekt dieser Analyse in erster Linie durch ältere, kleinere Studien bedingt ist, die häufig Patienten mit anderer Begleittherapie einschlossen, als dies heutigen Standards entspricht (48).

Theophyllin wird als oraler, nicht-selektiver Phosphodiesterase-Inhibitor mit begrenzter therapeutischer Breite als Bronchodilatator der dritten Wahl bei COPD nicht mehr empfohlen. Hinsichtlich eines möglichen präventiven Effektes auf Exazerbationen existiert für Theophyllin keine gesicherte Evidenzgrundlage (6, 59). Auch eine diskutierte Erhöhung der Kortikosteroidempfindlichkeit durch Aktivierung der Histondeacetylase scheint klinisch keine Rolle zu spielen, wie die Daten der TASCS-Studie belegten (60).

5.1.6. Zusammenfassung: Empfehlung zur medikamentösen Exazerbationsprävention nach GOLD 2023

In der aktualisierten Leitlinie der *Global Initiative for Chronic Obstructive Lung Disease* (GOLD) 2023 werden Patienten mit geringer oder fehlender Exazerbationshistorie (Kategorien A = geringe Symptomlast und B = hohe Symptomlast) von solchen mit häufigen oder hospitalisationspflichtigen in der Anamnese unterschieden (Kategorie E) (☞ Abb. 5.9). Die Zuordnung zu einer der drei Kategorien erfolgt bei initialer Diagnose bzw. Therapie. Für die weitere Therapieskalation gelten gesonderte Behandlungspfade für Symptome (Dyspnoe) und Exazerbationen.

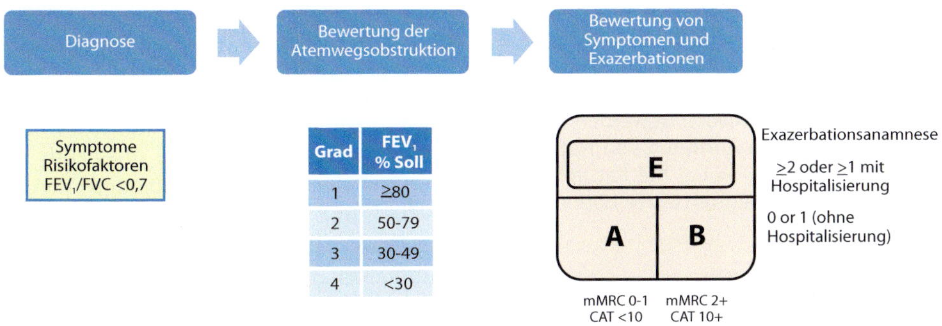

Abb. 5.9: GOLD-Leitlinie 2023 und Einteilung in COPD-Kategorien nach Symptomschwere und Risikoprofil (mMRC = *modified Medical Research Council Dyspnoe*-Skala; CAT = *COPD Assessment Test*).

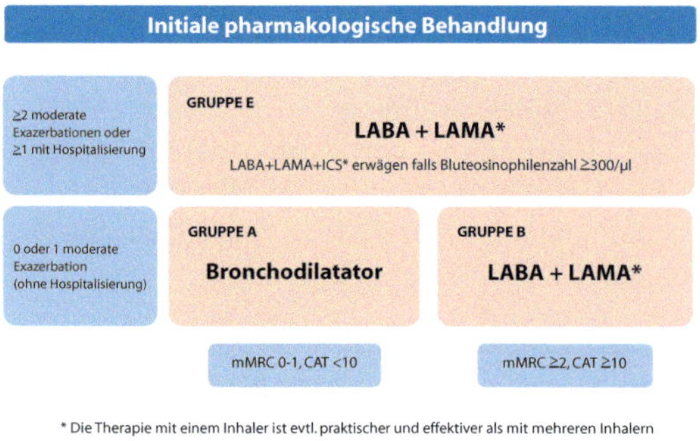

a

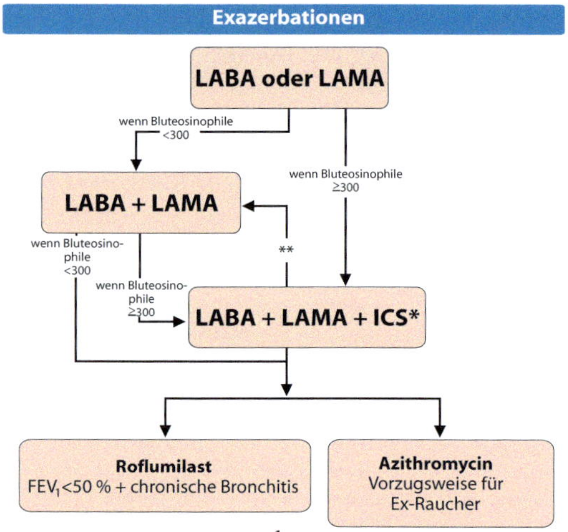

b

Abb. 5.10a+b: Empfohlene Initialtherapie (**a**) und möglicher weiterer Behandlungspfad (**b**) für Patienten mit Exazerbationen nach GOLD 2023. Bei Patienten der Kategorie E wird für die Prävention von Exazerbationen in der Langzeittherapie neben den allgemeinen Maßnahmen (s.u.) eine Behandlung mit einem LABA/LAMA, alternativ bereits initial mit einer LABA/LAMA/ICS-Dreifachtherapie empfohlen (bei erhöhter Bluteosinophilenzahl ≥300 Zellen/µl). Als Zusatztherapie kann in beiden Fällen Roflumilast zum Einsatz kommen, wenn die Patienten die phänotypischen Merkmale der Indikationsbeschränkung aufweisen (chronische Bronchitis, Sputumproduktion) (☞ Abb. 5.10b).
* Festkombination sollten bevorzugt werden;
** ICS-Reduktion kann bei Auftreten von Nebenwirkungen erwogen werden, wobei bei Pat. mit ≥300 Bluteosinophilen mit vermehrten Exazerbationen gerechnet werden muss.

5.2. Impfungen, nicht-medikamentöse Exazerbationsprophylaxe

Neben der Pharmakotherapie kommen in der langfristigen Prävention von Exazerbationen auch nicht-medikamentöse Interventionen wie Impfungen, Raucherentwöhnung, körperliches Training bzw. pulmonale Rehabilitation sowie die Patientenschulung zum Einsatz. Für die Pneumokokken- bzw. Influenzaimpfung sieht die aktuelle NVL (2023) eine moderate bis geringe Evidenzqualität. Die Pneumokokkenimpfung kann bei COPD-Patienten das Risiko ambulant erworbener Pneumonien ebenso reduzieren wie die Häufigkeit von Exazerbationen (61). Vergleiche zwischen Pneumokokkenimpfstoffen konnten nicht gezogen werden. DIE GOLD-Leitlinie von 2023 empfiehlt eine einmalige Impfung mit einem 20-valenten Konjugatimpfstoff (PCV20) oder eine Sequenzimpfung mit dem 15-valenten Konjugatimpfstoff (PCV15), gefolgt vom 23-valenten Polysaccharidimpfstoff (PSV23).

Auch für den Influenzaimpfstoff kommt die Leitlinie zu dem Schluss, dass die Gesamtzahl der Exazerbationen und die assoziierte Hospitalisierungsrate durch die Impfung signifikant reduziert werden kann (62).

Andere Impfungen (SARS-CoV-2, Pertussis, Herpes Zoster) werden in GOLD ebenfalls empfohlen, wenngleich diese Erreger nicht zu den typischen Triggern einer akuten COPD-Exazerbation zählen.

Die Coronapandemie hat zudem gezeigt, dass allgemeine infektionshygienische Maßnahmen (Masken, Kontaktreduktion, Handhygiene) zu einer erheblichen Reduktion der Häufigkeit von COPD-Exazerbationen führen können (63, 64).

Interessanterweise führt auch eine operative Lungenvolumenreduktion bei selektierten Patienten in der postoperativen Phase prospektiv zu einer Abnahme der Exazerbationshäufigkeit. Aus dieser Beobachtung wird deutlich, dass die Triggerung von Exazerbationen nicht oligokausal auf z.B. inflammatorische oder infektiöse Prozesse zurückgeführt werden kann, sondern vielmehr auch atemmechanische Faktoren offenbar von großer Bedeutung sind.

Essentiell	Empfohlen	Unter Beachtung lokaler Leitlinien
• Tabakentwöhnung • Pulmonale Rehabilitation	• Körperliche Aktivität	• Impfungen - Influenza - Pneumokokken - Pertussis - SARS-CoV-2 - Herpes Zoster

Tab. 5.2: Evidenzbasierte nicht-pharmakologische Maßnahmen in Patienten der Gruppe E nach GOLD 2023.

5.3. Literatur

1. Cushen B, Sulaiman I, Greene G et al. The clinical impact of different adherence behaviors in patients with severe chronic obstructive pulmonary disease. Am J Respir Crit Care Med 2018; 197(12):1630-1633.

2. Kocks JWH, Chrystyn H, van der Palen J et al. Systematic review of association between critical errors in inhalation and health outcomes in asthma and COPD. NPJ Prim Care Respir Med 2018;28(1): 43.

3. Aaron SD, Fergusson D, Marks GB, et al. Counting, analysing and reporting exacerbations of COPD in randomised controlled trials. Thorax 2008;63:122-8.

4. Beeh KM, Hederer B, Glaab T et al. Study design considerations in a large COPD trial comparing effects of tiotropium with salmeterol on exacerbations. Int J Chron Obstruct Pulmon Dis 2009;4:119-25.

5. Jones PW, Beeh KM, Chapman KR et al. Minimal clinically important differences in pharmacological trials. Am J Respir Crit Care Med 2014;189(3):250-5.

6. Anonymus. GOLD: Global strategy for the diagnosis, management, and prevention of chronic obstructive pulmonary disease: 2023 update. wwwgoldcopd.org 2023.

7. Vogelmeier C, Buhl R, Criee CP et al. Leitlinie der Deutschen Atemwegsliga und der Deutschen Gesellschaft fuer Pneumologie und Beatmungsmedizin zur Diagnostik und Therapie von Patienten mit chronisch obstruktiver Bronchitis und Lungenemphysem (COPD). Pneumologie 2007;61:e1-e40.

8. Beeh KM, Burgel PR, Franssen FME et al. How do dual long-acting bronchodilators prevent exacerbations of chronic obstructive pulmonary disease? Am J Respir Crit Care Med 2017;196(2):139-149.

9. Wedzicha JA, Decramer M, Seemungal TAR. The role of bronchodilator treatment in the prevention of exacerbations of COPD. Eur Respir J 2012;40:1545-54.

10. Appleton S, Poole P, Smith BJ et al. Long-acting beta2-agonists for poorly reversible chronic obstructive pulmonary disease. Cochrane Database of Systematic Reviews 2006.

11. Calverley PMA, Anderson JA, Celli BR et al. Salmeterol and fluticasone propionate and survival in chronic obstructive pulmonary disease. N Engl J Med 2007;356: 775-89.

12. Szafranski W, Cukier A, Ramirez A et al. Efficacy and safety of budesonide/formoterol in the management of chronic obstructive pulmonary disease. Eur Respir J 2003;21:74-81.

13. Wang J, Nie B, Xiong W, Xu Y. Effect of long-acting beta-agonists on the frequency of COPD exacerbations: a meta-analysis. J Clin Pharm Ther 2012;37:204-11.

14. Buhl R, Maltais F, Abrahams R et al. Tiotropium and olodaterol fixed-dose combination versus mono-components in COPD (GOLD 2-4). Eur Respir J 2015;45(4): 969-79. Erratum in: Eur Respir J 2015;45(6): 1763.

15. Dransfield MT, Bourbeau J, Jones PW et al. Once-daily inhaled fluticasone furoate and vilanterol versus vilanterol only for prevention of exacerbations of COPD: two replicate double-blind, parallel-group, randomised controlled trials. Lancet Respir Med 2013;1:210-23.

16. Tashkin DP, Celli BR, Senn S et al. A 4-year trial of tiotropium in chronic obstructive pulmonary disease. N Engl J Med 2008;359:1543-53.

17. Vogelmeier C, Hederer B, Glaab T et al. Tiotropium versus Salmeterol for the Prevention of Exacerbations of COPD. N Engl J Med 2011;364:1093-103.

18. Wedzicha JA, Calverley PMA, Seemungal TAR et al. The prevention of chronic obstructive pulmonary disease exacerbations by salmeterol/fluticasone propionate or tiotropium bromide. Am J Respir Crit Care Med 2008;177:19-26.

19. Kerwin E, Hebert J, Gallagher N et al. Efficacy and safety of NVA237 versus placebo and tiotropium in patients with moderate-to-severe COPD over 52 weeks: The GLOW2 study. Eur Respir J 2012.

20. Jones PW, Singh D, Bateman ED et al. Efficacy and safety of twice-daily aclidinium bromide in COPD patients: The ATTAIN study. Eur Respir J 2012;40:830-6.

21. Agarwal R, Aggarwal AN, Gupta D, Jindal SK. Inhaled corticosteroids vs placebo for preventing COPD

exacerbations: A systematic review and metaregression of randomized controlled trials. Chest 2010;137:318-25.

22. Calverley PMA, Pauwels R, Vestbo J et al. Combined salmeterol and fluticasone in the treatment of chronic obstructive pulmonary disease: a randomised controlled trial. Lancet 2003;361:449-56.

23. Nannini Luis J, Lasserson Toby J, Poole P. Combined corticosteroid and long-acting beta2-agonist in one inhaler versus long-acting beta2-agonists for chronic obstructive pulmonary disease. In: Cochrane Database of Systematic Reviews: John Wiley & Sons, Ltd; 2012.

24. Decramer ML, Chapman KR, Dahl R et al; INVIGORATE investigators. Once-daily indacaterol versus tiotropium for patients with severe chronic obstructive pulmonary disease (INVIGORATE): a randomised, blinded, parallel-group study. Lancet Respir Med 2013; 1(7):524-33.

25. Feldman G, Maltais F, Khindri S et al. A randomized, blinded study to evaluate the efficacy and safety of umeclidinium 62.5 ìg compared with tiotropium 18 ìg in patients with COPD. Int J Chron Obstruct Pulmon Dis 2016;11:719-30.

26. Agusti A, Fabbri LM, Singh D et al. Inhaled corticosteroids in COPD: friend or foe? Eur Respir J. 2018;52(6): 1801219.

27. Wedzicha JA, Banerji D, Chapman KR et al; FLAME Investigators. Indacaterol-glycopyrronium versus salmeterol-fluticasone for COPD. N Engl J Med 2016;374 (23):2222-34.

28. Dransfield MT, Bourbeau J, Jones PW et al. Once-daily inhaled fluticasone furoate and vilanterol versus vilanterol only for prevention of exacerbations of COPD: two replicate double-blind, parallel-group, randomised controlled trials. Lancet Respir Med 2013;1:210-23.

29. Kerwin EM, Scott-Wilson C, Sanford L et al. A randomised trial of fluticasone furoate/vilanterol (50/25µg; 100/25µg) on lung function in COPD. Respir Med 2013; 107:560-9.

30. Vestbo J, Anderson JA, Brook RD et al; SUMMIT Investigators. Fluticasone furoate and vilanterol and survival in chronic obstructive pulmonary disease with heightened cardiovascular risk (SUMMIT): a double-blind randomised controlled trial. Lancet 2016;387 (10030):1817-26.

31. Calverley PMA, Anderson JA, Brook RD et al; SUMMIT (Study to Understand Mortality and Morbidity) Investigators. Fluticasone furoate, vilanterol, and lung function decline in patients with moderate chronic obstructive pulmonary disease and heightened cardiovascular risk. Am J Respir Crit Care Med 2018;197(1):47-55.

32. Lipson DA, Barnhart F, Brealey N et al; IMPACT Investigators. Once-daily single-inhaler triple versus dual therapy in patients with COPD. N Engl J Med 2018;378(18):1671-1680.

33. Bateman ED, Ferguson GT, Barnes N et al. Dual bronchodilation with QVA149 versus single bronchodilator therapy: the SHINE study. Eur Respir J 2013;epub ahead of print.

34. Vogelmeier CF, Bateman ED, Pallante J et al. Efficacy and safety of once-daily QVA149 compared with twice-daily salmeterol/fluticasone in patients with chronic obstructive pulmonary disease (ILLUMINATE): a randomised, double-blind, parallel group study. Lancet Respir Med 2013; 1:51-60.

35. Beeh KM, Korn S, Beier J et al. QVA149 once daily improves exercise tolerance and lung function in patients with moderate to severe COPD: the BRIGHT study. Thorax 2012;67:A147.

36. Beeh KM, Westerman J, Kirsten AM et al. The 24-h lung-function profile of once-daily tiotropium and olodaterol fixed-dose combination in chronic obstructive pulmonary disease. Pulm Pharmacol Ther 2015;32:53-9.

37. D'Urzo T, Donohue JF, Price D et al. Dual bronchodilator therapy with aclidinium bromide/formoterol fumarate for chronic obstructive pulmonary disease. Expert Rev Respir Med 2015;9(5): 519-32.

38. Rodrigo GJ, Neffen H. A systematic review of the efficacy and safety of a fixed-dose combination of umeclidinium and vilanterol for the treatment of COPD. Chest 2015;148(2):397-407.

39. Singh D. New combination bronchodilators for chronic obstructive pulmonary disease: current evidence and future perspectives. Br J Clin Pharmacol 2015;79(5): 695-708.

40. Maltais F, Bjermer L, Kerwin EM et al. Efficacy of umeclidinium/vilanterol versus umeclidinium and salmeterol monotherapies in symptomatic patients with COPD not receiving inhaled corticosteroids: the EMAX randomised trial. Respir Res 2019;20(1):238.

41. Maltais F, Ferguson GT, Feldman GJ et al. A randomized, double-blind, double-dummy study of glycopyrrolate/formoterol fumarate metered dose inhaler relative to umeclidinium/vilanterol dry powder inhaler in COPD. Adv Ther 2019;36(9):2434-2449.

42. Feldman GJ, Sousa AR, Lipson DA et al. Comparative efficacy of once-daily umeclidinium/vilanterol and tiotropium/olodaterol therapy in symptomatic chronic obstructive pulmonary disease: A Randomized Study. Adv Ther 2017;34(11):2518-2533.

43. Wedzicha JA, Decramer M, Ficker JH et al. Analysis of chronic obstructive pulmonary disease exacerbations with the dual bronchodilator QVA149 compared with

glycopyrronium and tiotropium (SPARK): a randomised, double-blind, parallel-group study. Lancet Respir Med 2013;1:199-209.

44. Calverley PMA, Anzueto AR, Carter K et al. Tiotropium and olodaterol in the prevention of chronic obstructive pulmonary disease exacerbations (DYNAGITO): a double-blind, randomised, parallel-group, active-controlled trial. Lancet Respir Med 2018;6(5):337-344.

45. Roche N, Chapman KR, Vogelmeier CF et al. Blood eosinophils and response to maintenance chronic obstructive pulmonary disease treatment. Data from the FLAME Trial. Am J Respir Crit Care Med 2017;195(9): 1189-1197.

46. Halpin DMG, Worsley S, Ismaila AS et al. INTREPID: single- versus multiple-inhaler triple therapy for COPD in usual clinical practice. ERJ Open Res 2021; 7(2):00950-2020.

47. Zhang S, King D, Rosen VM, Ismaila AS. Impact of single combination inhaler versus multiple inhalers to deliver the same medications for patients with asthma or COPD: A Systematic Literature Review. Int J Chron Obstruct Pulmon Dis 2020;15:417-438.

48. Vestbo J, Papi A, Corradi M et al. Single inhaler extrafine triple therapy versus long-acting muscarinic antagonist therapy for chronic obstructive pulmonary disease (TRINITY): a double-blind, parallel group, randomised controlled trial. Lancet 2017;389 (10082):1919-1929.

49. Rabe KF, Martinez FJ, Ferguson GT et al; ETHOS Investigators. Triple inhaled therapy at two glucocorticoid doses in moderate-to-very-severe COPD. N Engl J Med 2020;383(1):35-48.

50. Papi A, Vestbo J, Fabbri L et al. Extrafine inhaled triple therapy versus dual bronchodilator therapy in chronic obstructive pulmonary disease (TRIBUTE): a double-blind, parallel group, randomised controlled trial. Lancet 2018;391(10125):1076-1084. Erratum in: Lancet. 2018 Feb 26.

51. Wells JM, Criner GJ, Halpin DMG et al. Mortality risk and serious cardiopulmonary events in moderate-to-severe COPD: Post hoc analysis of the IMPACT Trial. Chronic Obstr Pulm Dis 2023; 10(1):33-45.

52. Lipson DA, Crim C, Criner GJ et al. Reduction in all-cause mortality with fluticasone furoate/umeclidinium/vilanterol in patients with chronic obstructive pulmonary disease. Am J Respir Crit Care Med 2020;201(12): 1508-1516.

53. Ismaila AS, Haeussler K, Czira A et al. Fluticasone furoate/umeclidinium/vilanterol (FF/ UMEC/VI) triple therapy compared with other therapies for the treatment of COPD: A network meta-analysis. Adv Ther 2022; 39(9):3957-3978.

54. Martinez FJ, Calverley PM, Goehring UM et al. Effect of roflumilast on exacerbations in patients with severe chronic obstructive pulmonary disease uncontrolled by combination therapy (REACT): a multicentre randomised controlled trial. Lancet 2015;385(9971):857-66.

55. Martinez FJ, Rabe KF, Sethi S et al. Effect of Roflumilast and Inhaled Corticosteroid/Long-Acting β2-Agonist on Chronic Obstructive Pulmonary Disease Exacerbations (RE(2)SPOND). A Randomized Clinical Trial. Am J Respir Crit Care Med 2016;194(5):559-67.

56. Oba Y, Lone NA. Efficacy and safety of roflumilast in patients with chronic obstructive pulmonary disease: a systematic review and meta-analysis. Ther Adv Respir Dis 2013;7:13-24.

57. Albert RK, Connett J, Bailey WC et al. Azithromycin for prevention of exacerbations of COPD. N Engl J Med 2011;365:689-98.

58. Uzun S, Djamin RS, Kluytmans JA et al. Azithromycin maintenance treatment in patients with frequent exacerbations of chronic obstructive pulmonary disease (COLUMBUS): a randomised, double-blind, placebo-controlled trial. Lancet Respir Med 2014;2(5):361-8.

59. Devereux G, Cotton S, Fielding S et al. Effect of theophylline as adjunct to inhaled corticosteroids on exacerbations in patients with COPD: A randomized clinical trial. JAMA 2018;320(15): 1548-1559.

60. Jenkins CR, Wen FQ, Martin A et al; TASCS study investigators. The effect of low-dose corticosteroids and theophylline on the risk of acute exacerbations of COPD: the TASCS randomised controlled trial. Eur Respir J 2021;57(6):2003338.

61. Walters JA, Tang JN, Poole P et al. Pneumococcal vaccines for preventing pneumonia in chronic obstructive pulmonary disease. Cochrane Database Syst Rev 2017;1:CD001390.

62. Kopsaftis Z, Wood-Baker R, Poole P. Influenza vaccine for chronic obstructive pulmonary disease (COPD). Cochrane Database Syst Rev 2018; 6(6):CD002733.

63. Alqahtani JS, Oyelade T, Aldhahir AM et al. Reduction in hospitalised COPD exacerbations during COVID-19: A systematic review and meta-analysis. PLoS One 2021;16(8): e0255659.

64. Dezman ZDW, Stryckman B, Zachrison KS et al. Masking for COVID-19 is associated with decreased emergency department utilization for non-COVID viral illnesses and respiratory conditions in Maryland. Am J Med 2021;134(10):1247-51.

Ausblick: zukünftige Therapiestrategien und Forschungsschwerpunkte

6. Ausblick: zukünftige Therapiestrategien und Forschungsschwerpunkte

Die COPD gilt aufgrund der strengen Assoziation mit exogenen Noxen als "vermeidbare" Erkrankung. Daher sollte als logische Konsequenz zur Reduktion von Prävalenz, Morbidität und Mortalität der Erkrankung ein wesentlicher Fokus auf präventiven Ansätzen liegen, sei es durch Primär- (Vermeidung von Krankheitsentstehung z.B. durch Verringerung der Raucherraten), Sekundär- (Früherkennung und Intervention vor Entstehung irreversibler und/oder bedeutsamer Krankheitslast) oder Tertiärprävention (Vermeidung negativer Krankheitsfolgen durch optimales bzw. verbessertes Management, neue Behandlungsansätze). Die weitgehende Vermeidung von COPD-Exazerbationen als eine der wichtigsten Krankheitsfolgen und Prognosefaktoren kann demnach als eine wesentliche Strategie der Tertiärprävention angesehen werden (1).

6.1. Paradigmenwechsel des COPD-Managements: Risiko-adaptierte Therapie vs "*treat-to-fail*"-Strategien?

Bisherige Behandlungsstrategien der COPD sehen eine Eskalation der Therapie in aller Regel nach erfolgten wiederholten oder gar schwergradigen Exazerbationen vor (2, 3). Diese "*treat-to-fail*"-Strategie ist vom Ansatz her aus verschiedenen Gründen nicht unproblematisch: einmal hat bereits die erste dokumentierte Exazerbation der COPD einen negativen Einfluss auf die Prognose (4). Darüber hinaus steht dieses Vorgehen in Widerspruch zu Behandlungsstrategien anderer Volkskrankheiten wie Koronarsklerose, arteriell Hypertonie oder Diabetes mellitus, wo die Prävention von kritischen Ereignissen und Endorganschäden im Zentrum einer risikobasierten Therapie steht (5, 6). Auch beim Asthma bronchiale wird dahingehend ein anderer Ansatz verfolgt, da eine möglichst rasche Kontrolle der Erkrankung, in neueren Strategien sogar eine "Remission" angestrebt wird (7). Die Strategie eine schrittweisen Eskalation von LABA- oder LAMA-Monotherapie auf duale Bronchodilatation bzw. nachrangig die inhalative Dreifachtherapie greift daher insofern zu kurz, da bereits bei initial diagnostizierter COPD definitionsgemäß ein (zum Teil erheblicher) Endorganschaden vorliegt. Dieser nimmt mit der Erkrankungsdauer und -schwere zu und wird dann in beträchtlichem Maße irreversibel, d.h. weder durch verfügbare oder zukünftige Therapien korrigierbar. Das Festhalten an einer herkömmlichen Eskalationsstrategie nach Schweregrad und Exazerbationshäufigkeit erschwert schließlich die klinische Entwicklung neuer Behandlungsansätze, da die Erfolgsaussichten jeglicher Pharmakotherapie bei fortgeschrittener COPD naturgemäß gering sind (8). Daher stellt sich die dringende Frage nach einem grundsätzlichen Paradigmenwechsel in der COPD-Therapie: weg von der *ex post* Eskalation hin zu einer präventiv orientierten, Risiko-adaptierten Therapie. Bereits heute sind in groß angelegten Therapie- oder Kohortenstudien wiederholt individuelle Risikofaktoren beschrieben worden, die unabhängig von der Exazerbationshistorie eines COPD-Patienten das Auftreten zukünftiger Ereignisse (Exazerbationen/Hospitalisierungen) oder einer Lungenfunktionsprogression vorhersagen.

- Hohe Symptomlast (CAT >20 oder >25)
- Schlechte Lungenfunktion (FEV_1)
- (kardiovaskuläre) Ko-Morbidität
- Erhöhte Eosinophilenzahl
- Häufiger Gebrauch von Bedarfsmedikation
- Erhöhtes Plasma-Fibrinogen

Tab. 6.1: Individuelle Risikofaktoren, die unabhängig von der Exazerbationshistorie zukünftige Ereignisse (Exazerbation, Mortalität, Progression) vorhersagen können (9-13).

Liegen ein oder mehrere solcher Risikofaktoren vor, profitieren möglicherweise bereits Patienten der Gruppe B (ohne Exazerbationen) von einem intensivierten Therapieregime. Insbesondere die Frage nach Vorteilen einer inhalativen Dreifachtherapie bei diesen Patienten wäre von großem Interesse und sollte in prospektiven Studien geprüft werden. Hierbei ist jedoch auch die Wahl geeigneter Studienendpunkte von großer Bedeutung (s.u.). Mit derartigen Daten könnte es in Zukunft gelingen, analog zur Therapie kardiometabolischer Erkrankungen individuelle Risiko-Scores zu Festlegung der optimalen Präventivstrategie zu bestimmen.

6.2. Klinische Entwicklung neuer Therapieansätze zur Vermeidung von Exazerbationen

Exazerbationen der COPD sind zeitlich begrenzte klinische Verschlechterungen der Erkrankung, die durch eine Zunahme von Symptomen und/oder die Erweiterung der Therapie gekennzeichnet sind. Die Ursachen für eine COPD-Exazerbation sind vielfältig, ebenso die klinischen Konsequenzen des akuten Ereignisses. Entsprechend ist eine Verbesserung der Therapieergebnisse der COPD-Exazerbation prinzipiell durch verbesserte Bronchodilatation, antiinflammatorische oder antiinfektive Therapien oder supportive Strategien wie Beatmung oder Vermeidung von Folgeerkrankungen denkbar. Das Verständnis von Entzündungsvorgängen und ihrer Rolle für die Pathogenese der COPD und insbesondere der COPD-Exazerbation hat in den vergangenen Jahren erheblich zugenommen. Als Resultat dieser Untersuchungen konnten Zielmoleküle für neue Therapiestrategien identifiziert und spezifische Behandlungsansätze entwickelt werden. Weiterhin besteht jedoch Unklarheit über die geeigneten Zielparameter in klinischen Studien, die dem Nachweis der Wirksamkeit neuer Substanzen erbringen sollen. Während sich klassische Endpunkte der COPD wie Lungenfunktion, Symptomatik oder Exazerbationshäufigkeit für frühe Phasen der klinischen Entwicklung aus mechanistischen (erwarteter schwacher oder fehlender Effekt z.B. antiinflammatorischer Substanzen auf FEV_1 und/oder Symptome) oder logistischen (große Fallzahl, lange Studiendauer z.B. bei Exazerbationen als Endpunkt) Gründen als ungeeignet erweisen, existieren umgekehrt bislang keine validen Surrogatmarker, die für einen klinischen Erfolg hinreichend prädiktiv sind. Die Aussicht auf zukünftige Therapien mit einem positiven Effekt auf Häufigkeit, Schwere oder Verlauf von COPD-Exazerbationen hängt daher nicht allein von der Identifikation wirksamer Moleküle, sondern in erheblichem Maße auch von der Entwicklung geeigneter klinischer Studienprotokolle in dieser Indikation ab. Es überrascht angesichts dieser ungelösten Problematik nicht, dass viele der in Entwicklung befindlichen Therapieansätze an der Diskrepanz zwischen biologischer-wissenschaftlicher Rationale einerseits und dem Mangel an geeigneten Zielparametern andererseits scheitern (☞ Tab. 6.2).

- Unzulängliche experimentelle oder Tiermodelle
- Methodische Unsicherheiten hinsichtlich der besten Strategie für klinische Studien, da Langzeitstudien (>3 Jahre) mit großen Patientenzahlen erforderlich sein können
- Schwerere Ko-Morbiditäten sind häufig Ausschlussgründe für Teilnahme an klinischen Studien, was die Aussagekraft von Ergebnissen einschränkt
- Unzureichende Erfahrung mit Surrogat- oder Biomarkern (Blut, Sputum, Atemgas), die Kurzzeiteffekte anzeigen und prädiktiv für Langzeiteffekte sind

Tab. 6.2: Probleme der Entwicklung neuer COPD-Therapien (nach (14)).

Hinsichtlich der Entwicklung von neuen Strategien für das Management von COPD-Exazerbationen stellt sich zudem die Frage, ob diese einen eher langfristigen, präventiven Effekt (Reduktion von Häufigkeit und/oder Schwere von Exazerbationen) besitzen sollen oder ein Einsatz in der Akutsituation angedacht ist (Beeinflussung der Schwere des Verlaufs, Zeit bis zur Erholung, Dauer der Hospitalisierung etc.). Auch hier erscheint eine bessere Charakterisierung von Exazerbationen nach Ursache und/oder Pathogenese unabdingbar, um die Wahrscheinlichkeit des klinischen Erfolgs einer zielgerichteten, spezifischen Intervention zu erhöhen.

6.3. Allgemeine antiinflammatorische Therapieansätze in klinischer Entwicklung

Die COPD ist durch eine Akkumulation inflammatorischer Zellen wie Neutrophile und Makrophagen in den Atemwegen betroffener Patienten charakterisiert. Der Verlauf der Erkrankung ist in den meisten Fällen progressiv. Es besteht eine gewisse Korrelation der bronchopulmonalen, aber auch systemischen Entzündung sowohl mit dem

COPD-Schweregrad (15) als auch mit der Exazerbationshäufigkeit (16, 17). Von den aktuell verfügbaren Therapien mit antiinflammatorischen Wirkansatz konnte für den Phosphodiesterase (PDE)-4-Inhibitor Roflumilast ein konsistenter Effekt auf "klassische" Entzündungsparameter in Biopsien oder Sputum belegt werden, wohingegen die Datenlage für inhalative Kortikosteroide teilweise uneinheitlich ist. Die Entzündung bei COPD folgt keinem einheitlichen Muster und weist hinsichtlich Ausprägung (stabile Erkrankung versus Exazerbation), Lokalisation (zentrale versus periphere Atemwege bzw. Parenchym) und dominantem Zelltypus eine erhebliche Variabilität auf. Die meisten Daten weisen jedoch eindeutig auf eine pathogenetische Rolle von aktivierten neutrophilen Granulozyten, T-Suppressorzellen, proinflammatorischen Chemokinen, Proteasen/Antiproteasen-Imbalanz durch Elastasen bzw. Metalloproteasen, Zytokinen, und nitrosativem bzw. oxidativem Stress hin (18). Entsprechend zielen die meisten Therapieansätze in klinischer Entwicklung auf einer direkte oder indirekte Antagonisierung einzelner oder mehrerer für die komplexe Orchestrierung der inflammatorischen Antwort bei COPD bzw. COPD-Exazerbationen relevanten Molekülstrukturen (☞ Abb. 6.1). Allerdings lässt sich bei COPD-Patienten teilweise auch ein sog. "Typ-2"-Muster der Inflammation erkennen, das durch Vermehrung von Blut- bzw. Sputumeosinophilen und spezifischer Zytokine wie IL-5, IL-13, oder Alarminen wie IL-33 und "*Thymic Stromal Lymphopoietin*" (TSLP) gekennzeichnet ist (19), und eigentlich historisch eher dem Asthma bronchiale zugeordnet wurde. Hier setzen monoklonale Antikörper (Biologika) aus der Asthmabehandlung an, deren Wirkung bei COPD Gegenstand aktueller klinischer Studien ist (s.u.).

Dabei sind die Ergebnisse, auch aufgrund der Bezugnahme auf möglicherweise ungeeignete klinische Endpunkte (s.u.), zum Teil wenig ermutigend. Effekte auf Surrogatmarker sind hierbei häufig nicht mit klinischen Effekten assoziiert bzw. umgekehrt sind vereinzelt positive klinische Endpunkte ohne antiinflammatorischen Effekt nachweisbar. In Phase-II-Studien konnten Leukotrien-B4-Antagonisten, Elastase- bzw. Metalloproteinasen-Inhibitoren weder Sputum- oder systemische Entzündungsmarker noch klinische Endpunkte bei COPD-Patienten beeinflussen (20-22). Positive Effekte auf Surrogatmarker wurden jedoch unter Therapie mit einem inhalativen Selektinantagonisten (23) und einem oralen CXC-Chemokinantagonisten demonstriert (24). Allerdings wurden auch in diesen Studien keine konsistenten klinischen Effekte beobachtet. Erste Ergebnisse mit oralen p38-MAP-Kinase-Inhibitoren zeigten in der stabilen Phase und auch während einer Exazerbation erste positive Daten (25, 26). Ein anderer möglicher Therapieansatz besteht in der Modulation des *Cystic Fibrosis Transmembrane Conductance Regulator* (CFTR). Dessen Funktion ist auch bei COPD-Patienten, insbesondere solchen mit chronischer Bronchitis und Auswurfproduktion gestört – dabei handelt es sich um eine "erworbe-

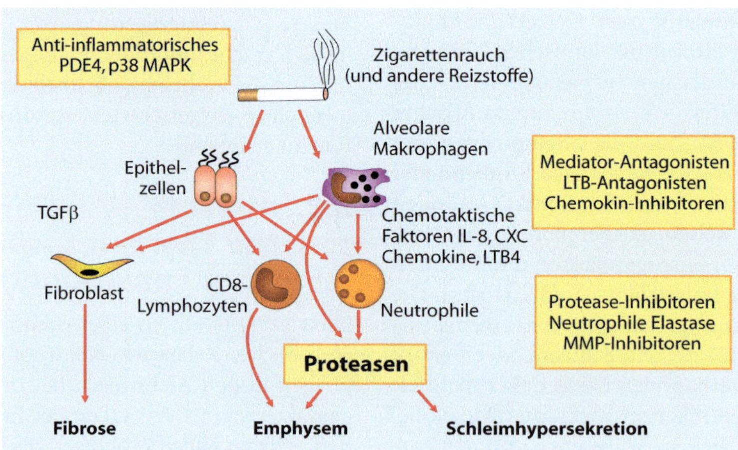

Abb. 6.1: Inflammatorische Pathogenese der COPD und daraus abgeleitete Therapieansätze (mod. n. (14)).

ne" CFTR-Störung, im Gegensatz zur genetischen bei Mukoviszidose (27). In einer Phase-II-Studie konnten durch den CFTR-Regulator Icenticaftor moderate Effekte auf Lungenfunktion und Bronchitis-Symptome (E-RS Score) belegt werden (28). Ob diese längerfristig zu verminderten Exazerbationen führen, ist gegenwärtig offen.

6.4. Therapieentwicklungen mit etablierten oder neuartigen Wirkmechanismen

6.4.1. Inhalative PDE3/PDE4-Inhibition

Der Stellenwert von Roflumilast belegt die Relevanz der PDE4-Inhibition für die Behandlung der COPD. Allerdings wird der Einsatz von Roflumilast durch häufige Tolerabilitätsprobleme limitiert. Daher lag es nahe, als therapeutische Alternative die Entwicklung inhalativer PDE4-Inhibitoren voranzutreiben. Frühe Studien mit inhalativen PDE-4-Inhibitoren lieferten jedoch wenig ermutigende Ergebnisse (29), zumindest im Hinblick auf die Lungenfunktion. enttäuschten. Erste ermutigende Daten wurden mit Tanimilast (CHF6001) berichtet (Sputummarker, Lungenfunktion, Exazerbationen) (30, 31). Auf Basis dieser Ergebnisse läuft zur Drucklegung (2023) ein groß angelegten Phase-III-Studienprogramm, dass die additive Wirkung auf Exazerbationen durch Tanimilast im direkten Vergleich zu additivem Roflumilast bei COPD-Patienten auf inhalativer Dreifachtherapie untersucht (PILASTER- und PILLAR-Studien; NCT04636801 und NCT04636814; www.clinicaltrials.gov).

Eine zusätzliche Option in fortgeschrittener Phase der klinischen Entwicklung stellt der inhalative duale PDE3/PDE4-Inhibitor Ensifentrine dar. Neben der antiinflammatorischen Wirkung durch PDE4-Hemmung weist Ensifentrine zusätzliche eine bronchodilatatorische Potenz durch PDE3-Inhibition auf. Der antiinflammatorische Effekt ist durch zahlreiche *in vitro-*, *in vivo-* und Provokationsmodellsstudien gut dokumentiert (32). In den klinischen Phase-III-Studien ENHANCE-1 und -2 von bis zu 24 Wochen Dauer verbesserten 3 mg Ensidentrin (zweimal-täglich über Vernebler) Lungenfunktion, Symptome und Exazerbationen gegenüber Placebo, ohne die für orale PDE4-Hemmer typischen Tolerabilitätsprobleme (33, 34). Die bronchodilatatorische Wirkung war jedoch moderat, zudem erhielt nur ein Teil der Patienten eine dem Therapiestandard entsprechende Hintergrundbehandlung (LAMA, LABA/LAMA oder ICS-haltige Kombinationen). Daher können die Ergebnisse aktuell noch nicht in den gegenwärtigen Behandlungskontext eingeordnet werden. Aufgrund des innovativen Wirkmechanismus ist der Einsatz von Ensifentrine jedoch grundsätzlich sowohl als alternative, als auch additive Therapieoption denkbar.

6.4.2. Monoklonale Antikörper (Biologika)

Das gestiegene Verständnis des Nutzen von Bluteosinophilen als Biomarker der COPD und vermehrte Hinweise auf spezifisch inflammatorische "Typ 2"-Muster auch bei COPD hat in der jüngeren Vergangenheit zur klinischen Erprobung von Asthma-Biologika geführt. Dabei wurde jedoch rasch offenbar, dass sich das Erfolgskonzept von schwerem Asthma nicht unbeschränkt auf die COPD-Population übertragen ließ (35). Zum einen ist die Gesamtzahl der Patienten, die unter häufigen COPD-Exazerbationen leiden und gleichzeitig das erforderliche Biomarkerprofil aufweisen gering, was die Rekrutierung für klinische Studien erheblich einschränkt. Zum anderen zeigten Studien mit gegen IL-5 gerichtete Strategien (Mepolizumab, Benralizumab) selbst in einer nach Eosinophilie dem Asthma vergleichbaren COPD-Population enttäuschende Resultate hinsichtlich aller relevanten Studienendpunkte (36, 37). Diese Daten untermauern, dass ein reines "*treatable trait*"-Konzept ohne Bezug auf die zugrunde liegende Diagnose (Asthma oder COPD) nicht ohne weiteres umsetzbar ist (38). Bislang ist offen, ob die Neuauflage des Phase-III-Studienprogramms für Mepolizumab und Benralizumab unter Nachschärfung der Einschlusskriterien bessere Ergebnisse hervorbringen wird (39).

Im Gegensatz zu den Anti-IL-5-Strategien konnten mit dem dualen IL-4/IL-13-Rezeptorblocker Dupilumab in einer Phase-III-Studie ermutigende Ergebnisse erzielt werden (40). Bei COPD-Patienten mit einer Typ 2-Signatur unter Dreifachtherapie und klinischen Symptomen einer chronischen Bronchitis reduzierte Dupilumab (300 mg alle 2 Wochen) gegenüber Placebo signifikant Exazerbationen (30 % Reduktion) und Symptomatik

(E-RS-Score), bei gleichzeitiger Verbesserung der Lungenfunktion (FEV_1; +83 ml). Sollten sich diese Daten bestätigen, könnte mit Dupilumab in absehbarer der erste monoklonale Antikörper mit Zulassung zur Therapie der COPD verfügbar sein.

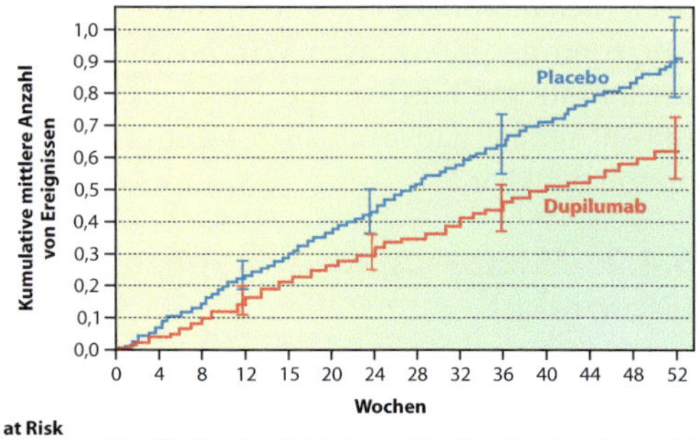

No. at Risk														
Placebo	471	470	466	461	457	457	456	451	451	449	445	442	441	437
Dupilumab	468	467	465	464	462	460	458	457	456	454	451	450	448	437

Abb. 6.2: Moderate bis schwere Exazerbationen unter Dupilumab/Placebo in der BOREAS-Studie (40).

6.5. Methodische Aspekte: Studiendesign und Wahl klinischer Endpunkte

Angesichts des Fehlens eines antiinflammatorischen "Goldstandards" in der COPD-Behandlung und der Vielzahl identifizierter Zielmediatoren erscheint die Entwicklung neuer Wirkstoffe bei COPD ein lohnendes und attraktives Ziel. Demgegenüber steht aber im Hinblick auf den Mangel an validen Surrogatmarkern die Komplexität und Schwierigkeit, insbesondere in frühen klinischen Phase-II-Studien geeignete Endpunkte zu identifizieren, die den Erfolg einer weiteren klinischen Erprobung mit hinreichender Wahrscheinlichkeit anzeigen. Da nach aktuell vorherrschender Ansicht insbesondere von Zulassungsbehörden wie der US-amerikanischen *Food and Drug Administration* (FDA) keine validierten Surrogatmarker neben FEV_1 und Exazerbationshäufigkeit existieren, liegt der Fokus therapeutischer Studien bei COPD konsequenterweise auf der Erfassung von FEV_1 als primären Endpunkt. Wenngleich FEV_1 aus methodischen Überlegungen (standardisierbar, reproduzierbar, vergleichsweise kostengünstig) seine klare Berechtigung hat, ist die Eignung dieses Parameters in kürzer angelegten Studien dennoch fraglich, da er keine zuverlässigen Informationen z.B. über die entzündliche Aktivität der zugrunde liegenden COPD liefert und die langfristige Korrelation sowohl des Ausgangswertes wie auch beobachteter Veränderungen unter Therapie mit relevanten Endpunkten (Mortalität etc.) unzureichend ist (41). Darüber hinaus ist auch die Erfassung der Exazerbationshäufigkeit als alternativer Endpunkt in Kurzzeitstudien problematisch, da die Ereignishäufigkeit aufgrund multipler Faktoren wie der gewählten Patientenpopulation, saisonaler Einflüsse (Erkältungsjahreszeit), Ausmaß einer Vorbehandlung u.a. eine erhebliche Variabilität aufweisen kann. Dies wiederum erschwert eine konkrete Studienplanung und -durchführung und entscheidet womöglich über Erfolg oder Misserfolg einer neuen Behandlungsform. Auch Komposit-Indizes wie z.B. der BODE-Index (*Body Mass Index, Obstruction, Dyspnea Score, Exercise Capacity*) erlauben zwar in bestimmten COPD-Populationen eine bessere globale Prognoseabschätzung als z.B. die spirometrischen GOLD-Schweregrade allein (42), ihre Validität im Hinblick auf die Prädiktion klinischer Endpunktverbesserungen als Resultat einer therapeutischen Intervention ist jedoch unklar. Viele Autoren sehen daher in der Identifikation von neuen Surrogat- oder Biomarkern bzw. in der Identifikation besonders charakterisierter Responder-Phänoytpen der COPD einen naheliegenden und zugleich erfolgversprechenden Ansatz.

Ein neuer Ansatz stellt die Erfassung der "klinisch relevanten COPD-Verschlechterung" (CID = *Clinical Important Deterioration*) (43). Ähnlich zum kardiovaskulären MACE-Endpunkt (*Major Adverse Cardiovascular Event*) stellt die CID einen Komposit-Endpunkt dar. Eine CID wird (je nach Vorschlag/Autor) jeweils erreicht, wenn ein definiertes Ereignis (Exazerbation, Hospitalisierung oder Tod) oder eine Verschlechterung relevanter Messparameter eintritt (FEV_1-Abnahme um 100 ml, Cat-Score-Zunahme um ≥ 3 Punkte, Dyspnoezunahme etc.). Das Konzept der CID wurde bisher auf der Datenbasis zahlreiche prospektiver Studien angewendet (*post hoc*-Analysen. Dabei wurden konsistente Behandlungsvorteile gegenüber Vergleichstherapien demonstriert (44-49). Allerdings gibt es bisher keine prospektiv angelegten Studien mit der CID als primären oder sekundären Endpunkt.

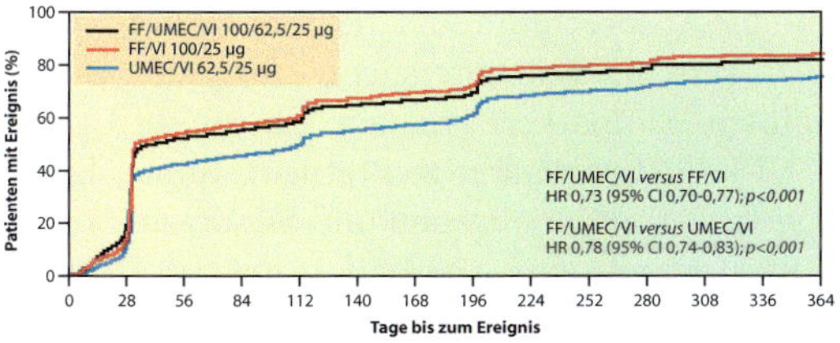

Abb. 6.3: CID als neuer klinischer Endpunkt – *post hoc*-Analyse der Zeit bis zum Eintritt einer CID unter odSITT versus LABA/LAMA und ICS/LABA.

6.6. Biomarker

Ansprüche an einen validen Biomarker beinhalten zum einen eine möglichst starke, unabhängige und konsistente Beziehung zwischen dem Marker und einem etablierten klinischen Endpunkt und zum anderen den Nachweis, dass eine therapeutische Intervention mit positivem Effekt auf den Biomarker mit gleichsinnigen (relevanten) positiven Effekten auf den gewählten klinischen Endpunkt einhergeht (50). Im Hinblick auf die COPD formulierten Sin und Vestbo (51) fünf relevante Fragen für mögliche Biomarker (☞ Tab. 6.3).

- Ist die Bedeutung für die Pathogenese der Erkrankung gesichert oder plausibel?
- Besteht eine starke, konsistente und unabhängige Assoziation zwischen Biomarker und COPD?
- Besteht eine starke, unabhängige Assoziation zwischen Biomarker und "harten" klinischen Endpunkten (Mortalität, Hospitalisierung)?
- Gibt es für die Modifizierbarkeit des Biomarkers durch Interventionen Evidenz aus randomisierten, kontrollierten Studien?
- Gibt es Evidenz aus randomisierten, kontrollierten Studien, dass Änderungen des Biomarkers zu gleichsinnigen Änderungen relevanter (und akzeptierter) klinischer Endpunkte (z.B. Mortalität, Exazerbationen, jährlicher FEV_1-Verlust , Gesundheitsstatus) führen?

Tab. 6.3: Anforderungen an Surrogatmarker der COPD (nach (51)).

Bei der COPD können mögliche Biomarker sowohl aus dem bronchopulmonalen Kompartiment als primärem Erfolgsorgan als auch aus dem systemischen Kompartiment (Blut, Urin) gewonnen werden. Gegen die Gewinnung von Material aus der Lunge (Biopsie, Lavage, Sputum, exhalierte volatile Komponenten oder Gase) spricht die Invasivität einiger Prozeduren und die häufig geringe Standardisierung der Methode zur Gewinnung der Marker und/oder deren Reproduzierbarkeit in der Zielpopulation. Daher zielen neuere Untersuchungen auf die Etablierung von Biomarkern aus dem systemischen Kompartiment ab.

6.6.1. Bluteosinophile

Die einfache, kostengünstige Bestimmung der Eosinophilenzahl um Differentialblutbild ist bei COPD der am besten untersuchte und zumindest teilweise prospektiv validierte Biomarker, der neben der Verwendung in klinischen Studien auch in die tägliche Praxis Einzug gehalten hat. Eine Expertengruppe des GOLD-Kommittees hat die belastbare Evidenz zu Bluteosinophilen in einer gesonderten Stellungnahme zusammengefasst (52). Demnach sind Bluteosinophile

- zur Prädiktion eines ICS-Effektes (vornehmlich auf Exazerbationen) geeignet, wobei die Assoziation zwischen Zellzahl und Therapieeffekt kontinuierlich zunimmt;
- Indikatoren einer vermehrten Typ 2-Inflammation in den Atemwegen von COPD-Patienten;
- bei Patienten mit einem von z.B. *Haemophilus influenzae* dominierten Atemwegsmikrobiom und gehäuften bakteriellen Atemwegsinfekten in geringere Zahl vorhanden;
- bei jüngeren Personen mit beschleuingtem FEV_1-Verlust und COPD-Entstehung assoziiert.

Hinsichtlich der prädiktiven Stärke für einen ICS-Effekt gelten Grenzwerte von <100 Eosinophilen/µl (zu erwartender Effekt gering) und ≥300 Eosinophilen (zu erwartender Effekt deutlich) als akzeptable Anhaltspunkte.

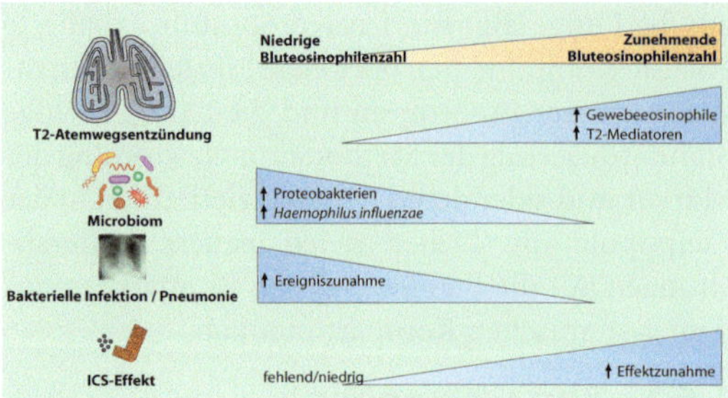

Abb. 6.4: Bluteosinophile als Biomarker bei COPD (nach 51).

6.6.2. Andere Biomarker

Die größte im Rahmen dieser Fragestellung durchgeführte Untersuchung, die ECLIPSE (*Evaluation of COPD Longitudinally to Identify Predictive Surrogate Endpoints*)-Studie, evaluierte zahlreiche Parameter des peripheren Bluts im Hinblick auf ihre Assoziation mit dem klinischen Langzeitverlauf der COPD. Allerdings waren die Ergebnisse hinsichtlich der Etablierung eines einzelnen, validen Biomarkers nur wenig zielführend. Einige der untersuchten Marker zeigten zwar eine (schwache) Korrelation mit bestimmten klinischen Endpunkten, jedoch war der prädiktive Wert eingeschränkt, und die Ansprechrate auf eine Intervention wurde nicht systematisch untersucht. Unter den ausgewählten Biomarkern zeigten Chemokin-Ligand (CCL)-18, Interleukin-6, Blutneutrophile, Fibrinogen, C-reaktives Protein und *Surfactant Protein* (SP)-D jeweils eine Assoziation mit der Gesamtmortalität.

Die Kombination dieser Marker verbesserte zudem die Prognoseabschätzung gegenüber der alleinigen Verwendung traditioneller Parameter wie GOLD-Schweregrad, Exazerbations- bzw. Hospitalisationshäufigkeit und BODE-Index in geringem Maße (17, 53). Darüber hinaus war die Serum-Konzentration des Clara-Cell-Protein-16 (CC-16) mit einem beschleunigten FEV_1-Verlust im Langzeitverlauf (54), die von SP-D mit der Häufigkeit von Exazerbationen assoziiert (55). Es ist jedoch zweifelhaft, ob die beobachteten Assoziationen den routinemäßigen Einsatz der genannten Biomarker in zukünftigen Interventionsstudien befördern dürften.

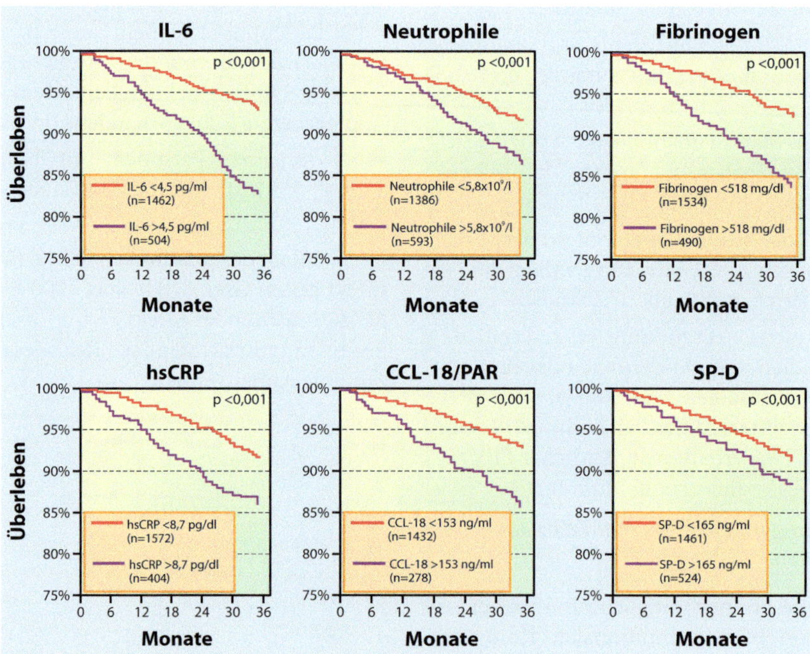

Abb. 6.5: ECLIPSE-Studie: Systemische Biomarker (dichotomisiert nach Median) und Überlebenswahrscheinlichkeit über 3 Jahre (mod. n. (53)).

6.7. "Phänotypisierung" von Exazerbationen als Grundlage neuer Behandlungsstrategien

Angesichts der Variabilität in der kausalen Genese von COPD-Exazerbationen erscheint eine differenzierte Betrachtung der Exazerbation als klinischer Endpunkt angebracht. Da bei vielen Exazerbationen der Auslöser nicht identifiziert werden bzw. eine Abgrenzung von einer "Exazerbation respiratorischer Symptome anderer Genese" zum Teil nicht erfolgen kann, fällt es schwer, hierfür zielgerichtete Interventionen zur Prävention und Behandlung von Exazerbationen zu entwickeln bzw. in klinischen Studien zu evaluieren. Werden Exazerbationen, wie häufig üblich, in interventionellen Studien eher "global" erfasst, ist z.B. ein Effekt eines Bronchodilatators auf bakteriell getriggerte Exazerbationen von vornherein unplausibel bzw. unwahrscheinlich. Umgekehrt gilt dies auch für antiinflammatorische Wirkansätze, wenn die Exazerbation in erster Linie durch eine Verschlechterung von Atemphysiologie und/oder Symptomatik bedingt ist. Um die Wahrscheinlichkeit eines therapeutischen Effektes einer spezifischen Intervention zu erhöhen, wäre eine einfache und zielführende Phänotypisierung von Exazerbationen ein wichtiges Instrument.

Bafadhel und Mitarbeitern (56) gelang in einer Studie über 1 Jahr erstmalig eine trennscharfe Differenzierung von Exazerbationstypen in vier dominante biologische "*Cluster*" (☞ Abb. 6.6):

- bakteriell
- viral
- eosinophil
- sog. "pauciinflammatorisch".

Die unterschiedlichen Exazerbationstypen waren zudem mit zum Teil einfach messbaren Biomarkern zuverlässig identifizierbar (Sputum IL-1β, Serum CXCL-10, Prozentzahl peripherer Bluteosinophiler).

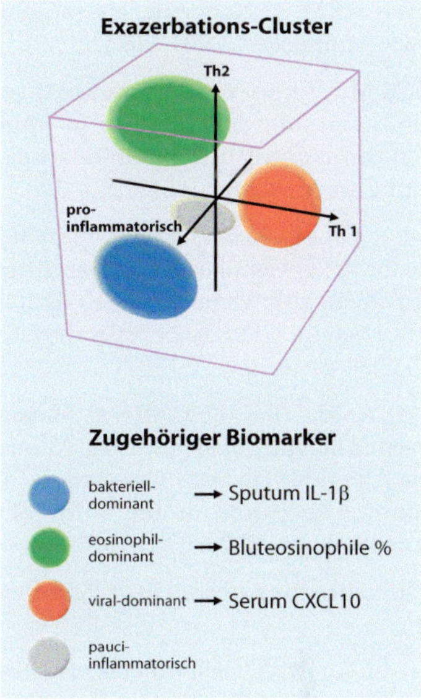

Abb. 6.6: Identifikation biologischer Exazerbations-Cluster und assoziierter Biomarker (mod. n. (25)).

Die Etablierung einfacher Marker zur Charakterisierung von Exazerbationstypen im klinischen Alltag könnte in der Zukunft ein erster, wichtiger Schritt zu einer "personalisierten Therapie" von COPD-Exazerbationen sein und langfristig sowohl das Management von Exazerbationen verbessern als auch dazu dienen, dem Patienten potentiell nutzlose Interventionen zu ersparen. Tatsächlich konnte eine klinische Studie erstmalig die Möglichkeit einer Biomarker-gestützen (Bluteosinophile >2 % oder ≤2 %) Therapie der akuten COPD-Exazerbation aufzeigen. Wurden in dieser Studie COPD-Patienten mit akuter Exazerbation ohne Bluteosinophilie nicht mit oralen Kortikosteroiden behandelt, war das klinische Ergebnis einer standardmäßigen Verabreichung von Kortikosteroiden unabhängig vom Biomarker nicht unterlegen (57).

6.8. Literatur

1. Halpin DM. Preventing chronic obstructive pulmonary disease. Expert Rev Respir Med 2009;3(5):449-52.

2. Anonymus. GOLD: Global strategy for the diagnosis, management, and prevention of chronic obstructive pulmonary disease: 2023 update. www.goldcopd.org 2023.

3. Bundesrätekammer (BÄK) KrBK, Arbeitsgemeinschaft der Wissenschaftli- chen Medizinischen Fachge-

sellschaften (AWMF). Nationale Versorgungsleitlinie COPD. www.leitlinie.de/COPD. 2021.

4. Dransfield MT, Kunisaki KM, Strand MJ et al. Acute exacerbations and lung function loss in smokers with and without chronic obstructive pulmonary disease. Am J Respir Crit Care Med 2017;195(3):324-30.

5. Del Pinto R, Giua C, Keber E et al. Impact of 2021 ESC Guidelines for cardiovascular disease prevention on hypertensive patients risk: Secondary analysis of Save Your Heart study. High Blood Pressure & Cardiovascular Prevention 2023;30(2):167-73.

6. Davies MJ, Aroda VR, Collins BS et al. Management of hyperglycaemia in type 2 diabetes, 2022. A consensus report by the American Diabetes Association (ADA) and the European Association for the Study of Diabetes (EASD). Diabetologia 2022;65(12):1925-66.

7. Global Initiative for Asthma. 2023 Report. www.ginasthma.org

8. Martinez FJ, Agusti A, Celli BR et al. Treatment trials in young patients with chronic obstructive pulmonary disease and pre-chronic obstructive pulmonary disease patients: Time to move forward. Am J Respir Crit Care Med 2022;205(3):275-287.

9. Singh D, Hurst JR, Martinez FJ et al. Predictive modeling of COPD exacerbation rates using baseline risk factors. Ther Adv Respir Dis 2022;16:17534666221107314.

10. Singh D, Criner GJ, Dransfield MT et al. InforMing the PAthway of COPD Treatment (IMPACT) trial: fibrinogen levels predict risk of moderate or severe exacerbations. Respir Res 2021;22(1):130.

11. Hurst JR, Vestbo J, Anzueto A et al. Susceptibility to exacerbation in chronic obstructive pulmonary disease. N Engl J Med 2010;363(12):1128-38.

12. Celli BR, Locantore N, Yates J et al. Inflammatory biomarkers improve clinical prediction of mortality in chronic obstructive pulmonary disease. Am J Respir Crit Care Med 2012;185 (10):1065-72.

13. Vestbo J, Anderson JA, Brook RD et al. Fluticasone furoate and vilanterol and survival in chronic obstructive pulmonary disease with heightened cardiovascular risk (SUMMIT): a double-blind randomised controlled trial. Lancet 2016;387 (10030):1817-26.

14. Barnes PJ. Future treatments. BMJ 2006;333:246-8.

15. Hogg JC, Chu F, Utokaparch S et al. The nature of small-airway obstruction in chronic obstructive pulmonary disease. N Engl J Med 2004;350:2645-53.

16. Bhowmik A, Seemungal TAR, Sapsford RJ, Wedzicha JA. Relation of sputum inflammatory markers to symptoms and lung function changes in COPD exacerbations. Thorax 2000;55:114-20.

17. Agusti A, Edwards LD, Rennard SI et al. Persistent systemic inflammation is associated with poor clinical outcomes in COPD: A Novel Phenotype. PLoS ONE 2012;7:e37483.

18. Beeh KM, Beier J. Handle with care: targeting neutrophils in chronic obstructive pulmonary disease and severe asthma ? Clin Exp Allergy 2006;36:142-57.

19. Borish L, Teague WG, Patrie JT et al. Further evidence of a type 2 inflammatory signature in chronic obstructive pulmonary disease or emphysema. Ann Allergy Asthma Immunol 2023;130(5):617-621.e1.

20. Groenke L, Beeh KM, Cameron R et al. Effect of the oral leukotriene B4 receptor antagonist LTB019 on inflammatory sputum markers in patients with chronic obstructive pulmonary disease. Pulm Pharmacol Ther 2008;21:409-17.

21. Vogelmeier C, Aquino TO, O'Brien CD, Perrett J, Gunawardena KA. A randomised, placebo-controlled, dose-finding study of AZD9668, an oral inhibitor of neutrophil elastase, in patients with chronic obstructive pulmonary disease treated with tiotropium. COPD: Journal of Chronic Obstructive Pulmonary Disease 2012;9:111-20.

22. Magnussen H, Watz H, Kirsten A et al. Safety and tolerability of an oral MMP-9 and -12 inhibitor, AZD1236, in patients with moderate-to-severe COPD: A randomised controlled 6-week trial. Pulm Pharmacol Ther 2011;24:563-70.

23. Watz H, Bock D, Meyer M et al. Inhaled pan-selectin antagonist Bimosiamose attenuates airway inflammation in COPD. Pulm Pharmacol Ther 2013;26:265-70.

24. Magnussen H, Holz O, Watz H et al. Safety and efficacy of SCH527123, a novel CXCR2 antagonist, in patients with COPD Eur Respir J 2010:Abstract 373.

25. MacNee W, Allan RJ, Jones I, De Salvo MC, Tan LF. Efficacy and safety of the oral p38 inhibitor PH-797804 in chronic obstructive pulmonary disease: a randomised clinical trial. Thorax 2013;68(8):738-45.

26. Strâmbu IR, Kobalava ZD, Magnusson BP et al. Phase II study of single/repeated doses of acumapimod (BCT197) to treat acute exacerbations of COPD. COPD 2019;16(5-6):344-353.

27. Mall MA, Criner GJ, Miravitlles M et al. Cystic fibrosis transmembrane conductance regulator in COPD: a role in respiratory epithelium and beyond. Eur Respir J 2023;61(4):2201307.

28. Rowe SM, Jones I, Dransfield MT et al. Efficacy and safety of the CFTR potentiator icenticaftor (QBW251) in COPD: Results from a phase 2 randomized trial. Int J Chron Obstruct Pulmon Dis. 2020;15:2399-2409.

29. Vestbo J, Tan L, Atkinson G, Ward J, on behalf of the UK-500 Study Group. A controlled trial of 6-weeks' treatment with a novel inhaled phosphodiesterase type-4 inhibitor in COPD. Eur Respir J 2009;33:1039-44.

30. Singh D, Beeh KM, Colgan B et al. Effect of the inhaled PDE4 inhibitor CHF6001 on biomarkers of inflammation in COPD. Respir Res 2019;20(1):180.

31. Singh D, Emirova A, Francisco C et al. Efficacy and safety of CHF6001, a novel inhaled PDE4 inhibitor in COPD: the PIONEER study. Respir Res 2020;21(1):246.

32. Martin C, Burgel PR, Roche N. Inhaled dual phosphodiesterase 3/4 inhibitors for the treatment of patients with COPD: A short review. Int J Chron Obstruct Pulmon Dis 2021;16:2363-2373.

33. Pressemitteilung: https://www.veronapharma.com/media/verona-pharma-announces-ensifentrine-meets-primary-and-key

34. Pressemitteilung: https://www.veronapharma.com/media/verona-pharma-announces-analyses-demonstrating-ensifentrine

35. Yousuf A, Ibrahim W, Greening NJ, Brightling CE. T2 biologics for chronic obstructive pulmonary disease. J Allergy Clin Immunol Pract 2019;7(5):1405-1416.

36. Criner GJ, Celli BR, Brightling CE et al; GALATHEA Study Investigators; TERRANOVA Study Investigators. Benralizumab for the prevention of COPD exacerbations. N Engl J Med 2019;381(11):1023-1034.

37. Pavord ID, Chanez P, Criner GJ et al. Mepolizumab for eosinophilic chronic obstructive pulmonary disease. N Engl J Med 2017;377(17):1613-1629.

38. Agusti A, Bel E, Thomas M et al. Treatable traits: toward precision medicine of chronic airway diseases. Eur Respir J 2016;47(2):410-9.

39. Criner GJ, Celli BR, Singh D et al. Predicting response to benralizumab in chronic obstructive pulmonary disease: analyses of GALATHEA and TERRANOVA studies. Lancet Respir Med 2020;8(2):158-170.

40. Bhatt S, Rabe KF, Hanania NA et al. Dupilumab for COPD with Type 2 Inflammation Indicated by Eosinophil Counts. NEJM 2023

41. Cazzola M, MacNee W, Martinez FJ et al. Outcomes for COPD pharmacological trials: from lung function to biomarkers. Eur Respir J 2008;31:416-68.

42. Celli BR, Cote CG, Marin JM et al. The body-mass index, airflow obstruction, dyspnea, and exercise capacity index in chronic obstructive pulmonary disease. N Engl J Med 2004;350:1005-12.

43. Rabe KF, Halpin DMG, Han MK et al. Composite endpoints in COPD: clinically important deterioration in the UPLIFT trial. Respir Res 2020;21(1):177.

44. Singh D, Maleki-Yazdi MR, Tombs L et al. Prevention of clinically important deteriorations in COPD with umeclidinium/vilanterol. Int J Chron Obstruct Pulmon Dis. 2016;11:1413-1424.

45. Anzueto AR, Vogelmeier CF, Kostikas K et al. The effect of indacaterol/glycopyrronium versus tiotropium or salmeterol/fluticasone on the prevention of clinically important deterioration in COPD. Int J Chron Obstruct Pulmon Dis 2017;12:1325-1337.

46. Greulich T, Kostikas K, Gaga M et al. Indacaterol/glycopyrronium reduces the risk of clinically important deterioration after direct switch from baseline therapies in patients with moderate COPD: a post hoc analysis of the CRYSTAL study. Int J Chron Obstruct Pulmon Dis 2018; 13:1229-1237.

47. Singh D, D'Urzo AD, Chuecos F et al. Reduction in clinically important deterioration in chronic obstructive pulmonary disease with aclidinium/formoterol. Respir Res. 2017;18:106.

48. D'Urzo A, Bader G, Shen S, Goyal P, Altman P. Comparison of glycopyrronium versus tiotropium on the time to clinically important deteriorations in patients with COPD: a post-hoc analysis of randomized trials. NPJ Prim Care Respir Med 2018;28:18.

49. Han MK, Criner GJ, Dransfield MT et al. Prognostic value of clinically important deterioration in COPD: IMPACT trial analysis. ERJ Open Res 2022;7(1):00663-2020.

50. Bucher HC, Guyatt GH, Cook DJ et al. Users guides to the medical literature: XIX. Applying clinical trial results. A. How to use an article measuring the effect of an intervention on surrogate end points. Evidence-Based Medicine Working Group. JAMA 1999;282:771-8.

51. Sin DD, Vestbo J. Biomarkers in chronic obstructive pulmonary disease. Proc Am Thorac Soc 2009;15:543-5.

52. Singh D, Agusti A, Martinez FJ et al. Blood eosinophils and chronic obstructive pulmonary disease: A Global Initiative for Chronic Obstructive Lung Disease Science Committee 2022 Review. Am J Respir Crit Care Med 2022;206(1):17-24.

53. Celli BR, Locantore N, Yates J et al. Inflammatory biomarkers improve clinical prediction of mortality in chronic obstructive pulmonary disease. Am J Respir Crit Care Med 2012;185:1065-72.

54. Vestbo J, Edwards LD, Scanlon PD et al. Changes in Forced Expiratory Volume in 1 second over time in COPD. N Engl J Med 2011;365:1184-92.

55. Lomas DA, Silverman EK, Edwards LD et al. Serum surfactant protein D is steroid sensitive and associated with exacerbations of COPD. Eur Respir J 2009;34:95-102.

56. Bafadhel M, McKenna S, Terry S et al. Acute exacerbations of chronic obstructive pulmonary disease. Am J Respir Crit Care Med 2011;184:662-71.

57. Bafadhel M, McKenna S, Terry S et al. Blood eosinophils to direct corticosteroid treatment of exacerbations of chronic obstructive pulmonary disease: a randomized placebo-controlled trial. Am J Respir Crit Care Med 2012;186(1):48-55.

Index